Avaliação do Consumo Alimentar

Recursos Teóricos e Aplicação das DRIs

CB043463

Avaliação do Consumo Alimentar

Recursos Teóricos e Aplicação das DRIs

ORGANIZADORAS

NADIA TAVARES SOARES

Nutricionista, Doutora em Saúde Coletiva pelo Instituto de Medicina Social da UERJ. Professora Adjunta da Universidade Estadual do Ceará (UECE). Docente do Curso de Graduação em Nutrição, do Mestrado Acadêmico em Saúde Pública e do Mestrado Acadêmico em Nutrição e Saúde da UECE. Coordenadora do Laboratório de Avaliação Nutricional da UECE–LANUT e do Grupo de Estudos em Avaliação Nutricional e Alimentar da UECE.

FERNANDA MARIA MACHADO MAIA

Nutricionista, Doutora em Bioquímica pela Universidade Federal do Ceará. Professora Adjunta da Universidade Estadual do Ceará (UECE). Docente do Curso de Graduação em Nutrição e do Mestrado Acadêmico em Nutrição e Saúde da UECE. Coordenadora do Laboratório de Nutrição Funcional da UECE–LABNUF.

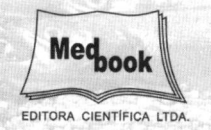

Med book

EDITORA CIENTÍFICA LTDA.

AVALIAÇÃO DO CONSUMO ALIMENTAR
Recursos Teóricos e Aplicação das DRIs
Direitos exclusivos para a língua portuguesa
Copyright © 2013 by
MEDBOOK – Editora Científica Ltda.

NOTA DA EDITORA: Apesar de terem envidado o máximo de esforço para localizar os detentores dos direitos autorais de qualquer material utilizado, as organizadoras e editores desta obra estão dispostos a acertos posteriores caso, inadvertidamente, a identificação de algum deles tenha sido omitida.

Editoração Eletrônica: REDB – Produções Gráficas e Editorial Ltda.

CIP-BRASIL CATALOGAÇÃO-NA-FONTE
SINDICATO NACIONAL DOS EDITORES DE LIVROS, RJ

A464

Avaliação do consumo alimentar : recursos teóricos e aplicaçãodas DRIs / organizadoras Nadia Tavares Soares, Fernanda Machado Maia . - Rio de Janeiro : MedBook, 2013.
    244 p.

    ISBN 978-85-99977-88-0

1. Nutrição. 2. Alimentos. I. Soares, Nadia Tavares. II. Maia, Fernanda Machado.

| 13-0705. | CDD: 613.2 |
| | CDU: 613.2 |

31.01.13 04.02.13   042553

Reservados todos os direitos. É proibida a duplicação ou reprodução deste volume, no todo ou em parte, sob quaisquer formas ou por quaisquer meios (eletrônico, mecânico, gravação, fotocópia, distribuição na Web, ou outros), sem permissão expressa da Editora.

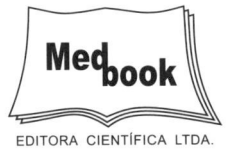

Rua Mariz e Barros 711 – Maracanã
20270-004 – Rio de Janeiro – RJ
Telefones: (21) 2502-4438 e 2569-2524
contato@medbookeditora.com.br – medbook@superig.com.br
www.medbookeditora.com.br

Colaboradores

Caroline Moreira Arruda
Nutricionista, formada pela Universidade Estadual do Ceará (UECE). Residente em Saúde da Família e Comunidade de Fortaleza – CE.

Emanuel Diego dos Santos Penha
Nutricionista, formado pela Universidade Estadual do Ceará (UECE).

Francisco José Maia Pinto
Estatístico, Doutor em Saúde Coletiva pelo Instituto de Medicina Social da UERJ. Professor Adjunto da Universidade Estadual do Ceará (UECE). Docente do Curso de Medicina, Mestrado em Saúde Pública e Mestrado Profissional em Saúde da Criança e do Adolescente da UECE.

Helena Alves de Carvalho Sampaio
Nutricionista, Doutora em Farmacologia, Professora Emérita da Universidade Estadual do Ceará (UECE). Pesquisadora do CNPq. Docente do Mestrado Acadêmico em Saúde Pública da UECE e do Doutorado em Saúde Coletiva da UECE/Universidade Federal do Ceará/Universidade de Fortaleza.

Ilana Nogueira Bezerra
Nutricionista pela Universidade Estadual do Ceará (UECE). Doutora pelo Programa de Pós-Graduação em Fisiopatologia Clínica e Experimental da Universidade do Estado do Rio de Janeiro (FISCLINEX/UERJ). Pós-Doutoranda em Epidemiologia Nutricional no Instituto de Medicina Social da Universidade do Estado do Rio de Janeiro (IMS/UERJ).

MARIA OLGANÊ DANTAS SABRY

Nutricionista, Doutora em Saúde Coletiva da Universidade Estadual do Ceará/Universidade Federal do Ceará/Universidade de Fortaleza. Professora Adjunta da Universidade Estadual do Ceará (UECE). Docente do Curso de Graduação em Nutrição da UECE e do Mestrado em Saúde Pública da UECE.

PATRÍCIA SOARES DE MOURA

Graduanda em Nutrição pela Universidade Estadual do Ceará (UECE). Bolsista de iniciação científica pela Fundação Cearense de Amparo à Pesquisa (FUNCAP). Monitora da disciplina de Avaliação Nutricional do Curso de Graduação em Nutrição da UECE e membro do grupo de estudos de Avaliação Nutricional e Alimentar.

SUYANE VIANA DE OLIVEIRA MESQUITA

Nutricionista, formada pela Universidade Estadual do Ceará (UECE).

Prefácio

A fome e seus desdobramentos são uma atávica companheira dos brasileiros desde a época do chamado Pacto Colonial, evoluindo do extrativismo às monoculturas, com seus diversos ciclos, e consagrando um modelo agroexportador. Este modelo, que vigorou até meados do século XX e era caracteristicamente concentrador de renda, ajudou a criar um largo fosso, distanciando as elites dominantes da massa de trabalhadores e, chegando a induzir a formação de expressivos contingentes populacionais marginalizados, social e economicamente desassistidos.

As iniquidades socioeconômicas sempre compuseram um terreno propício aos efeitos devastadores da combinação adversidades climáticas-epidemias sobre o estado nutricional dos estratos sociais desfavorecidos. O Ceará, em 1877/78, na vigência de uma seca atroz, foi flagelado por grande epidemia de varíola que trouxe, em seu encalço, a desolação e o luto à gente cearense, deflagrando um dos maiores fluxos emigratórios, tangidos os indivíduos pela crueza da fome desencadeada pela escassez de suprimentos alimentares. Desse período, pode-se recordar a afirmativa um tanto demagógica de D. Pedro II: "Gastarei até o último brilhante da minha coroa para que nenhum cearense morra de fome." Atualmente, a coroa desse soberano continua intacta e incólume, no Museu Imperial de Petrópolis, com todas as suas pedras preciosas, enquanto parcelas de nossos conterrâneos, mormente em certos quistos do meio rural, padecem de subnutrição crônica, costumeiramente agravada pelos açoites das eventuais estiagens.

Vasta produção científica, notadamente advinda de ensaios sociológicos e estudos médicos, dá ciência dos sérios problemas nutricionais pelos quais passou a população brasileira até o segundo quartel do século passado, a despeito de ser um país eminentemente agrícola.

Igual ressonância encontra respaldo no campo literário, com a fome ganhando visibilidade, sob a forma ficcional, em obras como "Vidas Secas", de Graciliano Ramos, "A Fome", de Rodolfo Teófilo, e "O Quinze", de Raquel de Queiroz, cujos tocantes enredos pintam as vexaminosas condições de sofrimento de nossos avoengos do princípio do século passado.

O estudo da desnutrição no Brasil atingiu seu acme com o médico, nutrólogo e cientista Josué de Castro. Opondo-se ao pensamento então dominante, ele realizou trabalho científico que desnaturalizava a fome, ao publicar, em 1946, o clássico "Geografia da Fome", em que pontificou que "a fome não era um problema natural, isto é, não dependia nem era resultado dos fatos da natureza; ao contrário, era fruto de ações dos homens, de suas opções, da condução econômica que davam a seus países".

Com o golpe militar de 1964, as exacerbadas discussões sobre aspectos maiores da gênese do problema nutricional foram, literalmente, "varridas para baixo do tapete", encetando intervenções pontuais no bojo de ações setoriais, no âmbito do Ministério da Saúde, via Programa de Nutrição em Saúde, Programa de Saúde Materno-Infantil etc., pautando o lidar com o problema pela vertente do cuidado em saúde.

Foi somente no final dos anos 1970, quando o regime militar experenciava seus últimos anos de mando, que a proposição da Segurança Alimentar e Nutricional, como política de governo, mas ainda não de Estado, começou a vingar no País. Com a redemocratização brasileira, programas de transferência de renda, dessa feita em favor das classes sociais mais baixas, foram introduzidos, a exemplo do Bolsa-Escola, do governo Fernando Henrique Cardoso, que, transmutado no Bolsa-Família, atingiu sua máxima projeção no governo Lula da Silva, promulgando o "Fome Zero" como a maior prioridade do governo então em implantação.

Dentre as novas pastas criadas no primeiro governo Lula, destacava-se a do Ministério da Segurança Alimentar, responsável pela coordenação das ações do Programa "Fome Zero", considerado, no caso, a mais importante ação no campo social, na ótica do governo recém-empossado.

De partida, podia-se contestar a motivação da prioridade absoluta consagrada ao "Fome Zero", resultante do sofrimento pessoal de quem sofreu privação alimentar, quando da sua infância, no interior nordestino. Contudo, há notória diferença entre pobreza, de alta prevalência, e os quadros de desnutrição, particularmente limitados a crianças, porquanto, em adultos, costumam ser decorrentes de outras doenças e agravos; a prioridade do combate à fome somente seria cabível se o País tivesse insuficiência na produção e/ou na distribuição dos alimentos, de modo a ostentar hordas de famélicos e de esquálidos, à mercê da caridade de instituições do naipe da Cruz Vermelha e de ONG assemelhadas, em locais assolados pela pobreza e longa estiagem e/ou marcados pela guerra civil, como constatado em partes da África subsaariana.

Está claro que situações agudas da fome, motivadas pela carência ou falta de alimento, de princípio, exigem tratamento de impacto, por medidas assistenciais, emergenciais; contudo, a solução definitiva para as doenças carenciais e outras formas de transtornos por privação alimentar depende mais da adoção, sob a coordenação do Estado e com o amplo envolvimento da sociedade, de políticas públicas sérias e duradouras, que contemplem, sobretudo, a geração de emprego e renda, bem como a inclusão social das camadas sociais despossuídas. Esse viés remete a uma dependência menor da retórica governamental, patente na equivocada e malsucedida proposta, enfeixada no rótulo de "Fome Zero" do primeiro governo Lula, fadada ao fracasso, desde o seu nascedouro.

Como referência importante às políticas sociais no Brasil, a Constituição Federal de 1988 já havia estipulado o acesso à alimentação como um direito humano; contudo, o grande marco jurídico no combate à fome foi a Lei Orgânica de Segurança Alimentar e Nutricional (Losan).

Nesses 67 anos decorridos desde a publicação de "Geografia da Fome", o panorama da nutrição brasileira mudou substancialmente, acompanhando a Transição Nutricional, com o avanço da obesidade e do sobrepeso, ao lado de suas funestas consequências, e a drástica redução das doenças carenciais, em que pese sua persistência nos bolsões de miséria que ainda pululam nos variados rincões do País, presentes nas favelas urbanas e em remotos pontos rurais, onde a sombra do progresso nem sequer apareceu.

O Brasil, incontestavelmente, experimenta, nas últimas décadas, uma rápida transição nutricional, caracterizada pelo incremento da ingesta calórica e pela diminuição da atividade física, próprios do estilo de vida ocidental contemporâneo, vindo a reboque das intensas alterações nos processos de industrialização e urbanização da sociedade brasileira.

No presente milênio, as doenças carenciais, como a desnutrição energético-proteica e a anemia, antes tão prevalentes, cederam vez ao marcante aumento na prevalência de obesidade, que se consolida como o agravo nutricional mais importante, associado a alta prevalência de doenças crônicas não transmissíveis, como as doenças cardiovasculares e o *diabetes mellitus*.

Esse novo quadro epidemiológico nutricional, em que preponra o aumento da prevalência de sobrepeso e obesidade, no Brasil, necessita estratégias de saúde pública capazes de modificar padrões de comportamento alimentar e da atividade física. Nesse aspecto, a intervenção nutricional é imperativa, pois há sólidas evidências científicas de que a obesidade provoca variados danos à saúde, bem como favorece o surgimento de enfermidades associadas, como dislipidemias e o *diabetes*.

É pois, nesse contexto, que chega a oportuna obra **Avaliação do Consumo Alimentar: recursos teóricos e aplicação das DRIs**, plenamente adequada à atual realidade do estado nutricional dominante no Brasil, prestando-se para divulgar e disseminar, entre os profissionais nutricionistas, o emprego das *Dietary Reference Intakes* (DRIs), uma nova família de referência de valores nutricionais, a saber: *Estimated Average Requirement* (EAR); *Adequate Intake* (AI); *Recommended Dietary Allowance*(RDA); *Tolerable Upper Intake Level* (UL).

As DRIs foram criadas, em 1997, por uma força-tarefa composta de cientistas norte-americanos e canadenses, vinculados, respectivamente, ao *Food and Nutrition Board*, uma unidade do *Institute of Medicine* da *National Academies of Sciences* dos EUA, e à *Health Canada*, com o intuito de revisar as *Recommended Dietary Allowances* (RDA), em uso desde os anos 1940. Como frutos desse trabalho, as DRIs, assim modernamente concebidas, revelam-se superiores às anteriores RDA, configurando uma importante ferramenta de bastante utilidade a quantos necessitam da avaliação do consumo alimentar para tomar decisões em favor da promoção da saúde individual e populacional.

A Universidade Estadual do Ceará (UECE) conta com a mais antiga graduação em Nutrição do Ceará, funcionando há quatro décadas, tendo sido o ente formador da maior parte dos nutricionistas em atividade nesse estado, o que inclui os membros do corpo docente de outros cursos de Nutrição implantados no Ceará.

A alta qualificação dos professores da UECE, todos lotados no Centro de Ciências da Saúde, com proeminência de doutores, propiciou a consolidação do Núcleo de Referência Docente (NRD) do Mestrado Acadêmico em Nutrição e Saúde, além de oferecer suporte ao Mestrado Acadêmico em Saúde Pública, que, desde a sua criação, em 1993, tem desenvolvido uma exitosa linha de pesquisas no campo da Nutrição em Saúde Pública, configurada na diplomação de mais de duas dezenas de mestres e na publicação de mais de cinquenta artigos científicos.

As organizadoras deste livro, as nutricionistas Nadia Tavares Soares e Fernanda Maria Machado Maia, são professoras adjuntas da UECE e lecionam no Curso de Graduação em Nutrição. A primeira é Doutora em Saúde Coletiva, integra o NRD-6 do Mestrado Acadêmico em Saúde Pública e do Mestrado Acadêmico em Nutrição e Saúde da UECE e coordena o Laboratório de Avaliação Nutricional da UECE – LANUT, enquanto a segunda é Doutora em Bioquímica, participa do quadro de NRD-6 do Mestrado Acadêmico em Nutrição e Saúde da UECE e coordena o Laboratório de Nutrição Funcional da UECE – LABNUF.

Gravitando ao seu redor, outros docentes, profissionais e alunos de Nutrição contribuem, com suas experiências pessoais, para agregar valor a esta promissora e inovadora publicação, indubitavelmente, de grande serventia aos nutricionistas brasileiros. A oportunidade que circunda essa publicação, adstrita ao valor de seu conteúdo, **é**, com certeza, elemento avalizador do sucesso que se prenuncia.

Marcelo Gurgel Carlos da Silva
Prof. Titular de Saúde Pública da UECE

Apresentação

Desde 1941, nutricionistas e estudiosos da área de alimentação e nutrição utilizavam as *Recommended Dietary Allowances* (RDA) para avaliar e planejar o consumo alimentar das pessoas, interpretar o consumo alimentar das populações e estabelecer diretrizes para programas assistenciais e rotulagem nutricional. Seu principal objetivo era evitar doenças causadas por carências de nutrientes.

No início da década de 1990, cientistas americanos e canadenses, vinculados, respectivamente, à Food and Nutrition Board, uma unidade do Institute of Medicine da National Academies of Sciences dos EUA, e à Health Canada, empreenderam a tarefa de revisar as RDA. Por consequência, em 1997, foram criadas as *Dietary Reference Intakes* (DRIs), uma nova família de referência de valores nutricionais, a saber: *Estimated Average Requirement* (EAR); *Adequate Intake* (AI); *Recommended Dietary Allowance* (RDA); *Tolerable Upper Intake Level* (UL).

Em comparação com as antigas RDA, as DRIs avançam para além do propósito de evitar carências de nutrientes, incorporando a pretensão de reduzir o risco de doenças crônicas como osteoporose, câncer e doenças cardiovasculares. Outra mudança consiste no uso da RDA somente no planejamento alimentar de indivíduos, como meta de consumo adequado, ao passo que antes era usada também para avaliação da adequação do consumo alimentar quantitativo de grupos e indivíduos.

Modificações radicais também foram introduzidas na análise estatística da adequação nutricional. Enquanto antes se usava, com base nos valores de referência das RDA, uma regra de três simples, hoje são utilizados cálculos e testes estatísticos mais sofisticados, como avaliação probabilística.

A despeito dessas e de outras alterações, a compreensão detalhada das preconizações das DRIs ainda não foi totalmente assimilada por muitos profissionais e estudantes de Nutrição. Sua utilização tem se restringido mais aos que trabalham na investigação acadêmica. No entanto, todos os profissionais que trabalham com avaliação e orientação de consumidores de alimentos necessitam se familiarizar com as DRIs.

Acreditamos, portanto, que esta publicação constitui uma ferramenta que pode contribuir para acelerar a disseminação e o uso das DRIs em nosso meio, beneficiando significativamente os que precisam da avaliação do consumo alimentar para tomada de decisões em prol da promoção da saúde para indivíduos e grupos populacionais.

O livro está organizado em sete capítulos. Os Capítulos 1 e 2 versam sobre dois dos métodos mais utilizados e recomendados para se proceder à coleta do consumo diário de indivíduos e/ou grupos populacionais, detalhando aspectos procedimentais pouco abordados na maioria das publicações nacionais especializadas no assunto. O Capítulo 3 descreve a padronização de medidas caseiras diferenciadas das disponíveis na literatura, algumas das quais retratam a regionalidade nordestina. O Capítulo 4 discorre sobre fundamentos básicos de estatística aplicados nos estudos de avaliação da adequação do consumo alimentar. Os Capítulos 5 e 6 orientam, de maneira clara e didática, conceitos e etapas para operacionalização da avaliação qualitativa e quantitativa do consumo alimentar individual e coletivo, baseados nos originais publicados pelo Institute of Medicine e a Health Canada. O Capítulo 7 visa demonstrar um roteiro de análise da prevalência da inadequação alimentar de grupos populacionais por meio da utilização do programa Excel®. Trata-se de um modelo simples e que consideramos um tipo de *passo a passo* para iniciantes no estudo dos procedimentos de análise da avaliação do consumo alimentar de grupos.

Nadia Tavares Soares
Fernanda Maria Machado Maia

Sumário

Avaliação do Consumo Alimentar

Recursos Teóricos e Aplicação das DRIs

CAPÍTULO 1

Recordatório Alimentar 24h

Caroline Moreira Arruda
Suyane Viana de Oliveira Mesquita
Patrícia Soares de Moura
Nadia Tavares Soares

Este capítulo tem por objetivo orientar quanto aos procedimentos de aplicação do método recordatório de 24 horas (R24h), o qual é muito utilizado na área de Nutrição para caracterizar o consumo qualitativo e quantitativo de indivíduos ou grupos populacionais.

Durante o processo de ensino e aprendizagem, ou mesmo no momento em que o R24h é utilizado por profissionais e docentes, surgem muitas dúvidas quanto à sua operacionalização, principalmente quanto ao registro das medidas caseiras dos alimentos consumidos, que muitas vezes não é esclarecido ou detalhado na literatura. Portanto, este capítulo é uma fonte adicional que pode minimizar dificuldades para os que precisam se utilizar do método R24h.

Este capítulo detalha orientações sobre a abordagem adequada do entrevistado, o tempo requerido e como registrar as informações coletadas, além de exemplificar modelos de registros adequados e inadequados. No final, apresenta uma seção de perguntas e respostas e os passos que resumem os principais procedimentos a serem observados.

APLICAÇÃO DO R24h

A operacionalização do R24h consiste inicialmente em uma entrevista para a obtenção de informações sobre todos os alimentos, água e bebidas consumidos por uma pessoa nas últimas 24 horas ou no dia anterior[1,2]. Inclui especificações sobre quantidades, métodos de preparo, receitas e marcas comerciais de produtos industrializados[1].

No desenvolvimento da entrevista estão envolvidas diversas variáveis, como abordagem do entrevistado, número de R24h a ser administrado, tempo gasto, tipo de clientela, forma de registro, assim como recursos materiais e humanos disponíveis.

Sobre o número necessário de R24h, é importante considerar que nosso hábito alimentar está sujeito a variações, ocorrendo diferenças significativas no consumo de nutrientes em uma mesma pessoa (variabilidade intrapessoal) e entre pessoas diferentes (variabilidade interpessoal)[3]. Para captar essas diferenças é preciso que o R24h seja coletado por tempo prolongado, de maneira seriada e em dias não consecutivos, incluindo dias atípicos (fim de semana, feriado, dentre outros)[4]. Desse modo, o R24h de um único dia possibilita somente o cálculo da estimativa da adequação quantitativa do consumo atual e não do habitual. O R24h de poucos dias, sem tratamento estatístico adequado, também não retrata o consumo usual[5].

O registro de um R24h dura, em média, de 20 a 30 minutos, podendo se estender por um período mais longo, dependendo da variedade de alimentos, da complexidade das preparações consumidas, do tipo de entrevistado e do modo como as informações são coletadas.

O método pode ser aplicado diretamente (entrevista face a face) ou indiretamente (por telefone ou correio). Embora a forma indireta seja menos invasiva[4], a entrevista direta é a modalidade tradicional e a mais comumente utilizada. Tem como vantagem a inclusão de pessoas que não sabem ler e escrever ou que não tenham acesso ao telefone, correio ou à internet. Pode ser feita em domicílio (UNITED..., 1985, *apud* PAO & CYPEL, 1991)[6], em consulta (UNITED..., 1981, *apud* PAO & CYPEL, 1991)[6], local de trabalho, escola, ou seja, onde o entrevistado se encontra. O ideal é que o ambiente proporcione intimidade e reduza ao máximo as distrações[6].

Por outro lado, dependendo do contexto, a aplicação direta pode ter um custo mais elevado. Em pesquisas nacionais, por exemplo, a entrevista indireta por telefone pode ser mais prática, viável e válida[7]. Em comparação com entrevistas realizadas por correio, o uso do telefone apresenta maior taxa de resposta (DILLMAN, 1978, *apud* THOMPSON & BYERS, 1994)[2]. Tanto na entrevista direta como na indireta, os dados podem ser registrados manualmente ou com auxílio de um computador. Os sistemas automatizados de coleta estão sendo constantemente desenvolvidos e atualizados. Aos poucos estão ficando mais acessíveis e substituindo o registro manual.

Os programas de computador disponíveis variam quanto ao número de alimentos em suas bases de dados, quanto à abordagem sobre o tamanho de porções, detalhes dos alimentos consumidos e possíveis acréscimos a estes[4]. Há sistemas de *software* que possibilitam a codificação direta dos alimentos relatados durante uma entrevista. O inconveniente dessa técnica é a perda da subjetividade, ou seja, o não uso do nome e da descrição dos alimentos conforme relatados. Nos registros em papel, ao contrário, ficam disponíveis para posterior análise e edição[2,4].

Nos EUA, o instrumento mais divulgado para se fazer um R24h é o Método Automatizado de Múltiplos Passos ou *Automated Multiple Pass Method* (AMPM), desenvolvido pelo Departamento de Agricultura (United States Department of Agriculture – USDA). O AMPM é totalmente informatizado para coletar R24h pessoalmente ou por telefone[8], durando entre 30 e 45 minutos sua aplicação[4]. Desde 2002, tem sido utilizado na *U.S. National Health and Nutrition Examination Survey* (NHANES)[10], considerada a única pesquisa nacional representativa sobre consumo alimentar nos EUA[4].

O R24h pode ser também autoadministrado, o que o torna viável para estudos de larga escala. Como exemplo, tem-se o *Food Intake Recording Software System*, desenvolvido por pesquisadores dos EUA e voltado especificamente para crianças[8]. Esse método está sendo adaptado pelo National Cancer Institute (NCI) para uso em adultos. Contêm multimídias visuais e personagens animados[4]. Tem como base muitos elementos de entrevista do AMPM, além de contar com o acesso facilitado via internet, o que possibilita a redução máxima dos custos[9].

Como se observa, a disponibilidade de recursos materiais, humanos e financeiros direciona fortemente a escolha da técnica de registro, principalmente no âmbito da pesquisa com populações. No que tange ao entrevistado, em alguns casos específicos a entrevista não poderá ser realizada com a pessoa de interesse. Essa situação é provável com crianças pequenas, idosos, indivíduos com problemas de comunicação ou que estão muito doentes para participar de uma entrevista. A alternativa seria entrevistar um informante próximo, que poderá ser a mãe ou pessoa responsável por preparar os alimentos ou que tenha conhecimento sobre a ingestão alimentar do indivíduo alvo da entrevista.

A capacidade de responder a uma entrevista e a idade da pessoa estão relacionadas. Crianças menores de 7 anos têm limitada capacidade de informar seu consumo alimentar; entre aquelas de 7 a 8 anos de idade, a capacidade aumenta, sendo as crianças mais aptas aquelas entre 10 e 12 anos de idade. A capacidade é plena na adolescência e na idade adulta, começando a decair entre os 60 e os 70 anos[11]. No caso de adolescentes, estes podem demonstrar menor interesse quanto ao relato de informações exatas[4]. Cabe ao entrevistador considerar essas características no planejamento e na execução do método.

Além da idade, o tipo de ocupação/profissão e a escolaridade do entrevistado são fundamentais para direcionar a postura do entrevistador, principalmente quanto ao uso da linguagem adequada a cada fase etária e nível cultural. Independente do contexto, o entrevistador deve sempre procurar estabelecer um ambiente de respeito e simplicidade[12].

Uma boa entrevista direcionada aos inquéritos alimentares envolve cinco fases básicas: apresentação, sintonia, desenvolvimento, revisão e encerramento[13], sobre as quais discorreremos a seguir.

FASE DA APRESENTAÇÃO

A apresentação é o momento em que o entrevistador se identifica, informando seu nome e, caso participe de uma pesquisa científica, o nome da instituição que representa. É oportuna para explicar o motivo do contato e o que será exigido do entrevistado, esclarecendo que ele vai ser indagado sobre todos os alimentos que consumiu no dia anterior ou nas últimas 24 horas (refeições principais, pequenos lanches, "beliscos" e água).

A aparência pessoal do entrevistador também é relevante na ocasião, devendo estar de acordo com o meio social ao qual pertence o entrevistado. Veste de luxo em um bairro pobre ou vestimenta mal posta em um bairro rico diminui as chances de o entrevistador ser bem aceito[13]. De modo geral, aconselha-se ao entrevistador vestir-se de modo simples e confortável[12].

A apresentação do entrevistado é sugestionada pelo entrevistador, por meio de perguntas que propiciem sua identificação pessoal e a coleta de alguns dados adicionais, como atividade física, peso e altura, úteis para complementar as análises dos dados. O peso e a altura podem ser referidos ou medidos no momento da entrevista ou em outra oportunidade.

Desde o início, o entrevistador deve evitar sutilmente a interferência de membros da família (quando realizado em domicílio, por exemplo) ou de outras pessoas e dirigir sempre as perguntas diretamente ao entrevistado, chamando-o pelo nome[12].

FASE DA SINTONIA

As características pessoais e emocionais do entrevistado são fatores que merecem atenção especial, sendo a fase de sintonia fundamental para captá-las e administrá-las a favor do bom andamento da entrevista. Inicialmente, o entrevistador deve fazer colocações do dia a dia, tipo "como vai?" ou "está chovendo tanto, não é?". O intuito é perceber, a partir das respostas recebidas, o tipo de entrevistado que está a sua frente. Infelizmente, nem todos são colaboradores; pelo contrário, alguns são apáticos, desconfiados, traumatizados, agressivos, outros faladores, lacônicos ou negativos[13]. Para cada um deles cabe uma abordagem diferenciada (Quadro 1.1). Dependendo da habilidade do

Quadro 1.1 Variações de entrevistados e condutas dos entrevistadores

Tipos de entrevistados	Comportamento	Tratamento
Colaboradores (32%)	Interessados, receptivos, cordiais, facilitadores, descontraídos, sorridentes	Franqueza, perguntas diretas, não perder de vista suas mãos e olhos
Apáticos (6%)	Desleixados, malvestidos, indiferentes, sem respeito e mal-educados, respondem rapidamente, sem interesse, colocando perguntas negativas ("isso adianta pra quê?")	Não pressionar, inserir perguntas neutras*, investigar a razão da negatividade, estimular
Desconfiados (40%)	Inseguro, faz contrainterrogação, fisionomia contraída, cerrada, cabeça levemente erguida, ar de dúvida	Calma, bom humor, discurso neutro tranquilizador
Traumatizados (2%)	Variação do tipo desconfiado, por resíduo emocional negativo, pode recusar a entrevista	Identificar a pergunta que atingiu seu problema emocional, inserir perguntas neutras*, saltar a pergunta, retornar e reformular
Agressivos (4%)	Descaso, descortesia, respostas sem atenção, alega estar ocupado, ironia, sarcasmo	Paciência, brandura, desviando o que diz nas pausas para respiração, para não interrompê-lo
Lacônicos (10%)	Fala pouco, mas informa bem, respeitador, alguns podem ser mal-humorados	Utilizar frases curtas, com perguntas neutras intercaladas
Negativos (20%)	Alega problemas, dificuldades, pode ser cortês ou não, mas não aceita a entrevista; se aceita, não quer terminar	Agradecer a cooperação e retirar-se

Nota: quadro elaborado com base em Maldonado & Mantedônio[13].
* "Perguntas neutras" significam abordagens informais, fora do objetivo principal do R24h.

entrevistador, o perfil do entrevistado pode ser alterado no curso da entrevista. Por exemplo, um colaborador pode se tornar desconfiado, ou um apático pode se tornar colaborador.

FASE DE DESENVOLVIMENTO

Na fase de desenvolvimento, o entrevistador deve buscar tornar a entrevista menos cansativa, favorecendo sua conclusão e continuidade nos dias subsequentes. É importante considerar que a coleta em dias adicionais é um dos principais fatores que tendem a cansar o entrevistado, comprometendo o nível de colaboração e as taxas de respostas dos participantes[2].

É desejável, também, tornar a entrevista menos impessoal, interagindo positivamente com o entrevistado, estimulando-o e evitando ou contornando situações constrangedoras. Quando um entrevistado, por exemplo, retira a mão da mesa, desvia o olhar ou fecha a mão, pode ser indício de que a pergunta feita o sensibilizou ou o incomodou de algum modo. Nesse caso, deve-se modificar a pergunta, inserir questões neutras, passar adiante e depois retornar[13].

A memória do entrevistado é outro aspecto relevante no desenvolvimento do R24h. Por isso, interessa saber a forma como as dietas são recordadas, recuperadas e reportadas ao entrevistador[4]. Existem dois tipos de memória, a episódica e a genérica. O R24h depende basicamente da memória episódica, pois nele são investigados todos os eventos de consumo alimentar em um passado considerado muito recente. No entanto, à medida que aumenta o espaço de tempo entre o consumo e a entrevista, o entrevistado passa a depender mais da memória genérica[14].

Ciente disso, o entrevistador pode pedir ao entrevistado para reconstruir o tempo, o ambiente e os eventos do momento específico em que consumiu determinado alimento, permitindo-lhe distinguir melhor a ingestão alimentar recente (memória episódica) do conhecimento geral que tem sobre seus hábitos alimentares (memória genérica)[14].

Auxilia a recordação do consumo o uso constante de expressões orientadas ao "tempo de referência ou de comida", como: "ontem, no café da manhã...", "ontem, após o café da manhã e antes do almoço...", "ontem, no almoço...", "ontem, após o almoço e antes do jantar...", "ontem, no jantar..." e "ontem, antes de ir para a cama..."[12]. Também é válido formular perguntas do tipo "o que você consumiu quando estava na casa de seus amigos?"[1].

No desenvolvimento dessas indagações, é necessário bastante cuidado com as expressões faciais e as colocações. Em todos os casos, o entrevistador deve se abster de qualquer *feedback* positivo ou negativo acerca dos bons ou maus hábitos alimentares e encorajar constantemente os entrevistados a relatarem com precisão todos os alimentos consumidos[2,4]. Vale enfatizar para o entrevistado que ele não precisa se preocupar com o fato de a preparação ou os ingredientes serem bons ou maus, ressaltando que ninguém come corretamente todo o tempo. No Quadro 1.2 estão descritos exemplos de abordagens adequadas e daquelas que devem ser evitadas durante a entrevista.

É preciso considerar também a existência de outras situações que podem favorecer a preocupação do entrevistado com o relato que está fazendo, como, por exemplo, a presença de um familiar quando se pretende relatar o consumo de bebidas alcoólicas, ou uma entrevista em ambiente de saúde (como uma clínica), que remete o indivíduo ao consumo de alimentos prescritos[2].

Outra provável situação que interfere no êxito do registro alimentar consiste na dificuldade que as pessoas têm em relatar utensílios utilizados ou mesmo o desconhecimento do entrevistador sobre o objeto que está sendo descrito. Por isso, o conhecimento prévio sobre os hábitos e costumes da clientela ou comunidade, incluindo alimentos acessíveis e os modos de preparo, é importante e recomendável[2,4,5].

Quem vai executar um R24h deve estar atento ao fato de que muitas medidas caseiras são exclusivas para cada casa. Há pessoas que usam colheres de tamanhos diferentes, que podem ser grandes para alguns e pequenas para outros. O mesmo acontece com medidas de volume[12].

Quadro 1.2 Abordagens inadequadas e adequadas que devem ser observadas em uma entrevista pelo método do R24h

Abordagens que devo evitar	Abordagens que posso usar
O que você tomou no café da manhã?	Qual foi a primeira refeição que você fez ontem? O que comeu? Em qual local e em qual horário?
Você passou manteiga no pão? Você tomou café sem açúcar?	Você costuma comer pão puro? Você costuma adoçar o café? O que usa? Você costuma beber café adoçado? É você quem adoça? [caso não] você diria que contém quantidade normal, pouco ou muito de açúcar?
Foi café infuso ou instantâneo?	Você sabe qual a marca do café que tomou? Você sabe se o café foi coado? Foi você quem preparou o café? Se sim, como foi o preparo?
Quantas xícaras de café você tomou?	Você tomou café em quê? Qual foi a quantidade? Em qual utensílio você tomou o café?
Falta mais alguma coisa? Você tomou café puro? Você não comeu nenhuma fruta? Você não comeu nenhuma verdura? Só isso? Mais alguma coisa?	Vamos revisar o que você disse que comeu nesta refeição para verificar se algum alimento foi esquecido. É muito comum as pessoas esquecerem algum detalhe do que comeram
E no almoço? E no jantar? E no lanche?	Qual foi o horário em que você se alimentou novamente? Qual foi a sua próxima refeição? Qual o horário?
Você disse que comeu frango. Foi peito ou coxa...?	Você disse que comeu frango. Qual foi o pedaço?
A colher estava cheia? Quantas colheres de sopa?	Qual a quantidade? Como estava a colher? Que colher você utilizou?
Foi feijão-de-corda, mulatinho...? A banana era prata? O iogurte era de morango? O leite era desnatado? O peixe era frito?	Você lembra qual era o tipo de feijão (ou banana) que você comeu? Qual o sabor do iogurte? Era industrializado ou caseiro? Quem preparou? Que tipo de leite você costuma beber? Que tipo de peixe você costuma comer? Como estava preparado? Como foi feito? Qual era o nome do "prato" (preparação ou comida)?
Foi um pedaço médio, pequeno...? Foi pouco ou muito? Foi grosso, fino ou médio? Você tomou um copinho de 200mL?	Qual a quantidade? Qual o tamanho do pedaço? Você pode me mostrar com a mão? Qual a espessura? Qual a proporção? Você pode me mostrar com os dedos? Você pode me mostrar nesta foto? Imagine um prato (ou copo, xícara) dividido em "x" partes. A quantidade que você comeu (ou bebeu) preencheria quantas partes?
Mais alguma coisa?	Vamos revisar tudo o que você disse que comeu para verificar se algum alimento foi esquecido?

Em geral, as quantidades dos alimentos comprados e/ou consumidos em unidades definidas, como "rodelas de pão, pedaços de frutas, bebidas em latas ou garrafas", são relatadas mais facilmente do que aquelas que podem se apresentar sob diversas formas, como ocorre com as carnes[2]. A utilização ou demonstração de certos utensílios de cozinha (medidores, colheres, copos) ou réplicas de alimentos pode auxiliar bastante na hora de registrar as porções ou quantidades de alimentos e preparações, reduzindo o viés de memória do entrevistado e facilitando a padronização de medidas[15]. Alguns estudos demonstram que o uso de utensílios (medidas caseiras) apresenta maior superestimação de valores do que os modelos de alimentos[2].

Registros fotográficos publicados[16-18] ou elaborados por pessoas qualificadas também podem ajudar; porém, o alimento pode apresentar tamanho muito diferente do real e as porções pequenas e grandes podem ser superestimadas e subestimadas, respectivamente, pelos entrevistados[19].

Guias de medição bidimensional de porções de alimentos e utensílios, desenhados em planos gráficos, foram desenvolvidos nos EUA e publicados em um livreto para ajudar os entrevistados a estimarem melhor o tamanho de suas porções consumidas[20]. Esse tipo de ferramenta vem sendo utilizado em estudos que aplicam R24h via telefone ou computador[10,21].

Em entrevistas por telefone, o envio prévio de registros fotográficos para o entrevistado diminui a dificuldade de informar as porções consumidas[2,4], mas aumenta o custo. Em recordatórios autoadministrados por computador são geralmente utilizadas fotografias digitais de diferentes porções de alimentos[4,8,22]. Por outro lado, quando a entrevista é realizada no domicílio, o entrevistador pode solicitar ao entrevistado ou à pessoa encarregada de preparar os alimentos que o leve à cozinha, possibilitando a observação da disponibilidade de alimentos e dos utensílios utilizados[12].

Quando o entrevistado prepara suas refeições, a condução da entrevista é facilitada. Entretanto, é comum o entrevistado não ser responsável pelo preparo de suas refeições. Nesse caso, importa indagar se ele sabe informar os ingredientes dos alimentos que consumiu e anotá-los em seguida.

Quanto mais detalhados forem o relato e o registro dos alimentos, melhores serão o processamento e a análise posterior dos dados, como também mais fidedigno será o resultado encontrado.

FASE DE ENCERRAMENTO

Ao término da entrevista, todo o registro deve ser revisado para verificação de lacunas, omissões e/ou erros na recordação da quantidade ou das características de algum alimento consumido. O encerramento deve ser cordial, deixando abertura para possíveis retornos.

Por todos esses requisitos, fica implícita a necessidade de capacitação mínima para quem vai aplicar o método. No caso da pesquisa científica, para uniformização dos procedimentos, todos devem receber um manual de instruções. A capacitação é muito oportuna para esclarecer ao entrevistador o processo de armazenamento e análise dos dados, visando à compreensão das implicações da qualidade do registro que vai fazer. Bons registros evitam perdas e retornos ao entrevistado para rever informações que estão falhas ou ausentes. Nesse contexto, aplica-se também advertência quanto à ortografia do entrevistador, que deve ser correta e legível.

É ideal que o entrevistador seja nutricionista ou técnico de Nutrição, porém qualquer pessoa devidamente capacitada pode desenvolver a entrevista efetivamente[2,4]. Quando a população do estudo é composta por indivíduos com forte senso de identidade étnica, deve ser dada preferência a entrevistadores da mesma origem étnica ou cultural para que as informações de consumo alimentar possam ser comunicadas de maneira mais eficaz[23].

ESTRUTURA E ETAPAS DE PREENCHIMENTO DO FORMULÁRIO DE REGISTRO DO R24h

Um formulário do R24h bem estruturado deve contar com um cabeçalho, contendo título, local para identificação do entrevistado (nome, idade e sexo), do entrevistador (nome), além de espaço para anotação das datas das entrevistas e dos dias da semana do recordatório. Em seguida, deve haver um espaço adequado para o registro dos dados de consumo alimentar, o qual é composto basicamente por um quadro com cinco colunas e no mínimo seis linhas, formando espaços largos. Se for necessário, o entrevistador pode adicionar outro formulário para ampliar o registro. A seguir, estão descritos os conteúdos a serem registrados de maneira ordenada em cada coluna:

* **Primeira coluna:** escrever o nome de cada refeição realizada pelo indivíduo com os respectivos horário e local (1ª etapa).

* **Segunda coluna:** registrar os nomes das preparações ou alimentos que o indivíduo consumiu. Preparações são misturas de ingredientes e alimentos que são servidos de maneira combinada, como feijão cozido, caldo de carne, café com leite; já o termo "alimentos" se refere a todos aqueles consumidos sozinhos, sem misturar ingredientes ou agregar nada, como frutas[12]. Desse modo, as preparações são representadas no R24h por uma denominação genérica simplificada, possibilitando identificar o modo de preparo (p. ex., macarronada de carne e legumes, frango assado, bife à milanesa, vitamina de fruta, dentre outros). Quando a preparação é feita em casa ou foi presenciada, é importante perguntar para quantas pessoas foi feita e se houve sobras – em caso afirmativo, deve-se anotar a quantidade. À medida que for escrevendo as preparações, é recomendável estimar a quantidade de ingredientes e alimentos que as formam, deixando no formulário o espaço necessário entre elas. Por exemplo, café com açúcar é uma preparação; portanto, deve-se pensar no número de ingredientes que podem ser usados para fazê-la: café, água e açúcar, deixando um espaço em branco correspondente na coluna seguinte e escrevendo em seguida o nome da próxima preparação. Desse modo, os dados ficam alinhados e organizados, favorecendo o preenchimento das colunas posteriores (2ª etapa).

* **Terceira coluna:** detalhar cada alimento ou ingrediente utilizado durante o preparo, informando seu tipo e estado físico (p. ex., "em

pó ou líquido"). No caso de alimentos industrializados, devem-se anotar ainda a marca, o sabor e nomenclaturas, como *diet* ou *light*.

Por exemplo, se o indivíduo comeu no café da manhã as *preparações* vitamina de morango e torrada, o detalhamento dos *alimentos ou ingredientes* poderia ser *leite líquido de vaca desnatado*, morango fresco, adoçante líquido tipo *aspartame* e pão *de forma integral* (3ª etapa).

- **Quarta coluna:** registrar, com bastante atenção, qual a porção ou com que utensílio o indivíduo ingeriu determinado alimento, ou seja, qual a medida caseira utilizada (unidades, pedaços, copo, xícara, colher, prato) com a descrição de seu tipo e/ou tamanho (pedaço pequeno e fino, colher de sopa, copo americano, prato de sobremesa), seguido da quantidade realmente consumida (um pedaço pequeno e fino, um copo cheio até a borda, duas conchas pequenas rasas). O registro deve ser feito na mesma linha de cada alimento correspondente, localizados na terceira coluna. Quando a preparação é feita em casa ou foi destinada a mais de uma pessoa, devem-se indagar e anotar, na medida do possível, todas as quantidades dos ingredientes utilizados em seu preparo total (4ª etapa).

- **Quinta coluna:** registrar a conversão das medidas caseiras em gramas (g) ou mililitros (mL) com o auxílio de tabelas de medidas caseiras. Para cada alimento ou ingrediente anota-se o peso total consumido. Esse procedimento representa a última etapa (5ª etapa) do registro alimentar no formulário e deve ser realizado após a entrevista, com calma e sem a presença do entrevistado. Entretanto, pode haver casos em que o entrevistado já mencione a quantidade do alimento consumido, cabendo ao entrevistador sempre averiguar melhor como foi realizado o consumo e qual o tipo de medida caseira usada, para só então registrar o relato. Por exemplo, o entrevistado informa que bebeu 150mL de leite desnatado. O entrevistador, por sua vez, questiona: "Certo, mas você tomou leite em qual utensílio? O utensílio estava cheio?".

É importante que o formulário contenha, ainda, um espaço reservado para informações adicionais sobre consumo de água e suplementos. No registro do consumo dos suplementos, devem-se observar a marca, a quantidade, o horário e a frequência. Quanto ao consumo de água, deve-se detalhar a quantidade consumida durante o dia, podendo ser em volume (mililitros, litros) ou em medida caseira. Esta última forma consiste em uma alternativa bastante eficiente, visto que geralmente se observa dificuldade em lembrar a quantidade ingerida de água. Assim, o entrevistador pode fazer perguntas do tipo: "em que utensílio você tomou água?" e "você sabe informar a quantidade de água que colocou nele?".

REGISTRO DAS MEDIDAS CASEIRAS

O registro das medidas caseiras constitui um dos momentos mais críticos da aplicação do R24h, pois é o item que mais depende do nível de treinamento, habilidade e conhecimento do entrevistador e do tipo de entrevistado.

Conforme descrito anteriormente, após o entrevistador anotar os alimentos consumidos pelo entrevistado, ele deve perguntar as respectivas medidas caseiras empregadas, tendo cuidado de evitar induções nas respostas. Essa etapa pode ser subdividida em três abordagens diferentes:

1) indagações gerais sobre o utensílio utilizado – por exemplo: "você tomou a bebida em quê?" ou "em qual utensílio você consumiu a sopa?";
2) detalhamento do tipo de utensílio, fazendo perguntas sobre "como era o copo em que você tomou a bebida?", "você sabe me dizer o tamanho da concha que usou para tirar a sopa?" ou "que colher você utilizou para colocar o arroz no seu prato?". Nesse momento, o entrevistado pode sentir dificuldade em lembrar e identificar as medidas caseiras utilizadas. Para contornar essa situação, o entrevistador pode mostrar um álbum fotográfico ou mostruário real de utensílios, perguntando qual mais se assemelha ao que foi utilizado pelo entrevistado;

3) perguntas sobre a quantidade dos alimentos consumidos com as medidas caseiras relatadas. Recomenda-se que o entrevistador empregue frases do tipo "quanto desta bebida você tomou?" ou "como estava a concha quando você tirou a sopa?". O entrevistado pode, ainda assim, não conseguir explicar a real quantidade ou o tamanho da(s) porção(ões) que consumiu. Desse modo, o entrevistador pode indagá-lo: "qual o tamanho e a espessura do pedaço do bolo? Você pode me mostrar com a mão ou nesta foto?". Os termos *raso*, *cheio*, *metade*, *normal* e *muito cheio*, dentre outros, são geralmente usados pelos entrevistados para traduzir as quantidades consumidas.

Como mencionado anteriormente, quando a entrevista é feita no próprio domicílio, é recomendável pedir ao entrevistado para ver os utensílios e medidas caseiras descritos no R24h. Pesar ou medir o alimento depois de recordado é uma adaptação do método original, que visa dar mais confiabilidade ao registro de consumo alimentar. Nesse caso, é necessário que o entrevistador esteja com equipamento apropriado para peso e medida dos alimentos, constando de, no mínimo, uma balança graduada em gramas e precisão de 1g ou menos, um utensílio medidor graduado em mL e calculadora de bolso[12]. A falta do alimento ou o uso de similar no momento da entrevista diminui a acurácia pretendida.

Algumas medidas caseiras são abreviadas para facilitar e uniformizar o registro alimentar, além de agilizar o preenchimento do formulário R24h. No Quadro 1.3 estão listadas as principais medidas caseiras utilizadas no dia a dia das pessoas, bem como é apresentada uma orientação sobre como registrá-las de acordo com os principais tipos e tamanhos disponíveis, incluindo sugestões de abreviaturas, além das quantidades que podem ser relatadas.

MODELOS DE REGISTRO DO R24h

Neste tópico são apresentados dois modelos de registro de um consumo hipotético de 24h, um contendo anotações falhas (Quadro 1.4) e outro preenchido de maneira correta (Quadro 1.5).

Quadro 1.3 Orientação sobre como registrar os tipos, tamanhos e quantidades das medidas caseiras

Medidas caseiras	Tipo	Abreviatura	Quantidade	Abreviatura
Copo	De batida/taça	–	Cheio até a borda...	–
	De geleia	–	Cheio até a marcação...	–
	De vitamina ou duplo	D	"x" dedos abaixo da borda...	–
	De requeijão	–	Somente 2 dedos...	–
	De bar ou americano (grande ou pequeno)	–	1 gole...	–
	De extrato de tomate/azeitona (grande ou pequeno)	–	Meio copo...	½
	Descartável (café, pequeno e grande)	–	Outra fração do copo...	–
Xícara	De chá	XIC CHÁ	Cheia até a borda...	–
	De café	–	"x" dedos abaixo da borda...	–
			Somente 2 dedos...	–
			Meia xícara...	½
			Outra fração de xícara...	–
Caneca	Pequena ou de alumínio	–	Cheia até a borda...	–
	Grande ou de louça ou de plástico	–	Faltando "x" dedos para a borda...	–
	Da merenda escolar		Somente 2 dedos...	–
	De chope	–	Meia caneca...	½
			Outra fração de caneca...	–
Colher	De café	COL CAFÉ	Rasa (pouco)	R
	De chá	COL CHÁ	Cheia (normal)	CH
	De sobremesa	COL SOB	Muito cheia	Muito CH
	De sopa	COL S	"Bico ou ponta" da colher	–
	De servir arroz	COL A		
	De pau	COL PAU		
	De plástico (comumente usada para fazer mingau)	COL PLÁSTICO		

Utensílio	Tamanho	Código	Quantidade	Código
Concha	Pequena	CO P	Meia concha	½
	Média	CO M	Cheia (normal)	CH
	Grande	CO G	Muito cheia	Muito CH
			Menos da metade	Menos ½
Escumadeira	Pequena	ESC P	Rasa (pouco)	R
	Média	ESC M	Cheia (normal)	CH
	Grande	ESC G	Muito cheia	Muito CH
Pires	De café	–	Meio	½
	De chá	–	Cheio	CH
			Muito cheio	Muito CH
Prato	Grande	PT G	Raso	R
	Normal	PT NORMAL	Cheio	CH
	Sobremesa	PT SOB	Muito cheio	Muito CH
	Tipo Duralex	PT DURALEX		
	Tipo Buffet	PT BUFFET		
	Raso	PT R		
	Fundo	PT F		
	Muito fundo	PT MUITO F		
Garfo	Pequeno (de sobremesa)	P	Garfada rasa	Garfada R
	Grande (de mesa)	G	Garfada cheia	Garfada CH
Faca	Pequena (de sobremesa)	P	Ponta de faca rasa	Ponta de faca R
	Grande (de mesa)	G	Ponta de faca cheia	Ponta de faca CH
			Ponta de faca muito cheia	Ponta de faca muito CH
Pegador	Pequeno	P	Raso	R
	Grande	G	Cheio	CH
	De massa	–		
	De salada	–		
Unidade/ pedaço/fatia	Pequeno (a)	UND/PED/FT P	Fino (a)	–
	Médio (a)	UND/PED/FT M	Médio (a)	M
	Grande	UND/PED/FT G	Grosso (a)	G

Quadro 1.4 Modelo de R24h preenchido com falhas

Recordatório alimentar de 24h
Nome: Maria Lúcia dos Santos Barbosa   Idade: 30   Sexo: ( ) M (X) F
Entrevistador: _____
Data da entrevista: 10/11/2010
Data do recordatório: ____/____/____ Dia da semana do recordatório: _____

Refeições Horário/Local	Preparações	Ingredientes	Medidas caseiras	Quantidade/ Conversão
Desjejum 6h30	Vitamina de leite com morango	Leite 3 morangos	1 copo tipo requeijão	
Local: Em casa	Torrada Requeijão	Torrada de pão Requeijão	1 fatia 1 colher de sopa	
Lanche da manhã	Suco de maracujá		1 caixinha	
Local: Em casa	Barra de cereal	1 unidade de barra sabor *mousse* de goiaba *light*		
Almoço 2h00	Salada cozida		3 colheres de sopa cheias	
Local: Em casa	Arroz Feijão Frango	Arroz Feijão Peito de frango	3 colheres de sopa cheias ½ concha 2 filés	
	Sobremesa: melão		1 fatia	

Refeição		Alimento	Quantidade
Lanche da tarde 15h00	Biscoito *cream cracker*	Biscoito + margarina	3 unidades / 3 pontas de faca médias
Local: Em casa	Iogurte		1 potinho
Jantar 19h00	Sopa de legumes com macarrão	Macarrão	3 colheres de sopa rasas
		Batata inglesa	2 colheres de sopa cheias
		Cenoura	2 colheres de sopa cheias
		Beterraba	2 colheres de sopa cheias ⎫ 1 prato cheio
Local: Em casa	Pão		½ unidade
Ceia Local: Em casa	Leite com aveia em flocos	1 copo de leite 2 colheres de sopa de aveia	
Outros alimentos	Pipoca		2 xícaras cheias
	Refrigerante de cola		3 copos cheios

Informações adicionais: consumo de água: 8 copos; uso de suplementos: não.

Quadro 1.5 Modelo de R24h preenchido de maneira correta*

Recordatório alimentar de 24h
Nome: Maria Lúcia dos Santos Barbosa   Idade: 30   Sexo: ( ) M (X) F
Entrevistador: Sérgio Pereira Alves
Data da entrevista: 10/11/2010
Data do recordatório: 09/11/2010   Dia da semana do recordatório: terça-feira

Refeições/ Horário/Local	Preparações	Ingredientes	Medidas caseiras	Quantidade/ Conversão**
Desjejum 6h30	Vitamina de morango	Leite longa vida desnatado Batavo®	1 copo tipo requeijão cheio	240mL
		Morango	3 unidades grandes	60g
Local: Em casa		Adoçante líquido com aspartame Zero-Cal®	2 gotas	0,06mL
	Torrada com requeijão	Torrada de pão de forma integral	1 fatia do tamanho do pão	8g
		Requeijão cremoso Light Nestlé®	1 colher de sopa rasa	15g
Lanche da manhã 10h00	Suco de fruta	Suco tropical de maracujá Jandaia®	1 caixinha	200mL
Local: Em casa	Barra de cereal	Cereais em barra sabor mousse de goiaba light Trio®	1 unidade	20g

Refeição/Local	Preparação	Alimento	Medida caseira	Prep./Porção
Almoço 2h00 Local: Em casa	Salada cozida refogada com azeite	Cenoura	3 colheres de sopa cheias	75g
		Couve-flor	2 ramos pequenos	60g
		Azeite de oliva	1 fio	8mL
	Arroz refogado	Arroz agulhinha	1 copo americano pequeno cheio	242g***/60g
		Alho	1 dente pequeno	1,2g /0,3g
		Sal	2 colheres de chá rasas	2g/0,5g
		Óleo	2 colheres de sopa	20mL/5mL
	Feijão cozido	Feijão preto	½ pacote	1.500g***/70g
		Alho	4 dentes médios	16g/0,8g
		Sal	2 colheres de chá rasas	2g/0,1g
	Frango grelhado	Peito de frango sem pele	2 filés médios	200g
		Sal	1 colher de chá rasa	1g
	Sobremesa: fruta	Melão	1 fatia (8 cm)	70g
Lanche da tarde 15h00 Local: Em casa	Biscoito salgado com margarina	Biscoito cream cracker *Fortaleza*®	3 unidades	15g
		Margarina com sal *Qualy*®	3 pontas de faca médias	3g
	Iogurte	Iogurte integral sabor ameixa *Batavo*®	1 potinho	120g

Notas de medida: Arroz refogado — 3 colheres de sopa cheias; Feijão cozido — ½ concha média cheia.

Preparações feitas para 4 pessoas

(Continua)

Quadro 1.5 Modelo de R24h preenchido de maneira correta* (*continuação*)

Refeições/ Horário/Local	Preparações	Ingredientes	Medidas caseiras		Quantidade/ Conversão**
Jantar 19h00	Sopa de legumes com macarrão	Macarrão tipo espaguete	3 colheres de sopa rasas		12,5g
		Batata inglesa		1 prato fundo	
		Cenoura	2 colheres de sopa cheias		60g
Local:		Beterraba	2 colheres de sopa cheias		50g
Em casa		Óleo de soja	2 colheres de sopa cheias		40g
			1 colher de sopa		8mL
Ceia 22h00	Leite com aveia	Leite longa vida desnatado *Batavo*®	1 copo tipo requeijão cheio		240mL
Local: Em casa		Aveia em flocos finos *Quaker*®	2 colheres de sopa cheias		30g
Outros alimentos (sábado e domingo)	Pipoca	Pipoca para micro-ondas *Yuki*®	2 xícaras cheias por dia		30g
	Refrigerante	Refrigerante de cola *Coca-Cola*®	3 copos tipo requeijão cheios por dia		720mL

Informações adicionais:
Consumo de água: 8 copos de 200mL
Uso de suplementos: não

*Modelo considerado correto quando o entrevistado sabe recordar todos os ingredientes das preparações citadas.
**Medida extraída da referência 24, rótulos de produtos e medidas caseiras realizadas em laboratório. *Per capita* de preparações extraídas da referência 25 e receitas padronizadas.
***Peso cozido.

Quando o entrevistado não sabe ou não recorda os ingredientes das preparações, receitas devem ser padronizadas, conforme será explicado adiante. No entanto, é necessário questionar o indivíduo sobre a lembrança de algum ingrediente, pois esse dado ajuda muito no direcionamento de escolha da receita de referência. No tocante à marca do produto, recomenda-se ponderar sobre as condições socioeconômicas do avaliado, e só então optar por uma marca, considerando-se a popularidade e o preço.

ANÁLISE DO R24h

A análise dos dados é feita somente após a transformação das medidas caseiras em gramas, litros ou mililitros. O primeiro passo consiste em passar os dados transformados para um programa de computador, escolhido previamente, que possibilite a conversão das medidas em energia e nutrientes.

O processo de conversão dos dados de ingestão dietética é feito por meio de tabelas de composição de alimentos, as quais vêm normalmente inseridas no banco de dados dos programas computacionais. As tabelas incluem a descrição do alimento, um código correspondente e a composição de nutrientes por 100g. O número de alimentos e nutrientes incluídos é variável.

No Brasil encontram-se disponíveis no mercado diversas tabelas de composição de alimentos[26-30]. Entretanto, a maioria das listas de alimentos presentes nos *softwares* consiste em compilações de tabelas estrangeiras, o que limita ou dificulta a análise dos dados, pois muitos alimentos e preparações não correspondem ao hábito alimentar e aos modos de preparo de alimentos de nossa população[31]. Além disso, observa-se que a identificação, a descrição e a proporção dos ingredientes dos alimentos e preparações são imprecisas[32].

Assim, é necessário conhecer bem as opções de *softwares* e ser criterioso na seleção de qual deles utilizar, visto que os resultados para avaliação do consumo alimentar dependerão da qualidade do banco de dados nele contido.

O programa deve ser escolhido com base nas necessidades de investigação dietética, no nível de detalhamento necessário, na qualidade do banco de dados de composição de nutrientes e nos requisitos de programas e equipamentos de computação[33]. Quando há necessidade de informações nutricionais precisas, é importante que o sistema seja capaz de se expandir para incorporar dados sobre alimentos mais recentes no mercado e integrar informações detalhadas sobre o preparo de alimentos[2,4]. Em pesquisas, quando a população do estudo é composta por indivíduos com forte senso de identidade étnica, é necessária revisão do banco de dados para verificar a quantidade de alimentos típicos que estão incluídos e aqueles que devem ser acrescentados[23], bem como se esses alimentos e seus vários métodos de preparação representam aqueles que são consumidos pela população-alvo[34]. Além disso, é necessário analisar as receitas e os pressupostos subjacentes à composição de nutrientes de determinados alimentos étnicos. Muitos alimentos distintos podem ser chamados pelo mesmo nome ou alimentos similares podem ser conhecidos por nomes diferentes[23]. Nesses casos, pode ser necessário obter informações detalhadas das receitas para todas as preparações étnicas relatadas[2,4].

Conhecer os limites e identificar possíveis falhas dos *softwares* e das tabelas de composição de alimentos é fundamental para uma interpretação cuidadosa dos resultados encontrados.

PERGUNTAS FREQUENTES E POSSÍVEIS RESPOSTAS

Neste tópico apresentamos algumas dúvidas que podem surgir na execução ou análise do R24h e as soluções correspondentes. As respostas são sugestões, sem a pretensão de serem as mais adequadas ou únicas. Vejamos, então:

• *Para fins de análise, eu devo considerar a medida do alimento cozido ou cru?*

Na análise da ingestão alimentar, pode-se utilizar a forma cozida e/ou crua. A decisão sobre o uso de uma ou outra, ou de ambas, vai depender da qualidade da informação dada pelo entrevistado e das informações disponíveis nas tabelas de composição de alimentos. Vale lembrar que as pessoas ingerem alimentos prontos, ou seja, cozidos; portanto, esta seria a forma preferencial. Exatidão não existe em nenhuma das formas.

- *Se em uma das preparações relatadas pelo entrevistado contiver um produto industrializado (p. ex., Sustagem®, Neston® etc.), eu uso a informação nutricional do rótulo ou aquelas contidas nas tabelas de composição de alimentos?*

A consulta às tabelas é preferencial quando se têm valores semelhantes aos do rótulo do produto, uma vez que essas tabelas, geralmente, trazem informações acerca de um maior número de nutrientes analisados. Caso essa condição não seja satisfeita, recomenda-se a utilização da informação nutricional do fabricante, pois as indústrias de alimentos reformulam seus rótulos periodicamente e, com frequência, os veiculam pela internet. Portanto, quando o dado da tabela é desatualizado e destoa muito da informação do fabricante, recomendamos usar a informação nutricional presente no rótulo, lembrando que esta é baseada em determinada quantidade (porção).

- *Se uma das preparações for, por exemplo, empada de frango ou farofa de cuscuz de milho, cujas receitas são bastante variadas e geralmente não constam em tabelas de composição de alimentos, como proceder durante a análise?*

Nesta resposta é preciso ponderar que podemos encontrar três situações diferentes:

1. Quando as quantidades de todos os ingredientes utilizados na preparação foram informadas, cada ingrediente deve ser analisado individualmente, devendo-se fazer uma regra de três para saber a proporção de cada um na porção que a pessoa comeu (ver Quadro 1.6).
2. Quando os ingredientes foram identificados, porém não quantificados, devem-se utilizar os *per capita* teóricos descritos na literatura e, em seguida, fazer os cálculos conforme o Quadro

Quadro 1.6 R24h detalhado com uma refeição, acompanhado de cálculos para identificar a quantidade de cada ingrediente na porção consumida pelo indivíduo

Refeições/ Horário/ Local/	Preparações	Ingredientes	Medidas caseiras	Quantidade (g/mL) da porção consumida
Almoço 12h Casa	Feijão cozido Informou rendimento: 3 pessoas durante 5 dias	Feijão preto Alho Linguiça calabresa defumada *Sadia®* (pacote de 500g com 3 linguiças) Óleo de soja	½ pacote 4 dentes médios 3 linguiças 4 colheres (sopa) cheias	→ 140g Consumiu 1 concha média cheia

Cálculos para identificar a quantidade de cada ingrediente na porção consumida pelo indivíduo:
1º Aplicar índice de cocção do feijão (encontrado em livros de técnica dietética):
½ pacote de feijão = 500g × 3 (índice de cocção) = 1.500g de feijão cozido
2º Fazer cálculos dos demais ingredientes em relação à preparação pronta:
4g de alho – 1.500g de feijão cozido
X (?) – 140g
X = aproximadamente 0,37g de alho em 1 concha média cheia
Obs.: Deve-se considerar que a distribuição dos alimentos não é feita na mesma quantidade entre membros da família, ou seja, há alguns que comem mais e outros que comem menos. Assim, caso o entrevistado saiba relatar a quantidade total preparada, mas não a porção consumida em medida caseira, o que impossibilita fazer a conversão da medida, o entrevistador deve primeiro pedir ao entrevistado ou à pessoa responsável pelo preparo do alimento para estimar o número de porções em que a preparação foi dividida, tendo como referência a sua porção. Exemplo: "Se as porções que as outras pessoas consumiram fossem iguais à sua, quantas dariam?"[12]. Caso não consiga obter resposta, a única alternativa é fazer uma estimativa da porção consumida, dividindo o total preparado pelo número de pessoas que a consumiram.

1.6. Recomendamos como referência bibliográfica o livro *Alimentos per capita*,[25] e para dados omissos, consultar outra fonte bibliográfica.

3. Quando os ingredientes não forem identificados nem quantificados, sugere-se escolher uma "receita padrão", observando o quanto de cada ingrediente é utilizado e qual o rendimento da preparação (número de porções), para depois fazer o cálculo (regra de três) dos ingredientes em uma porção e, assim, proceder à análise destes separadamente (ver Quadro 1.7).

Quadro 1.7 Exemplo de receita que pode ser considerada "padrão", acompanhada de cálculos para identificar a quantidade de cada ingrediente em uma porção

Receita padrão	Cálculos
Empada de frango 50 min 30 porções	*Cálculos para identificar a quantidade de cada ingrediente em uma porção:*

Ingredientes
Massa:
  900g de farinha de trigo
  550g de margarina (forno e fogão)
  2 ovos
  2 colheres de sopa de creme de leite sem soro
  2 colheres de sopa de queijo ralado
  1 colher (rasa) de sal
Recheio:
  2 peitos de frango
  1 lata de milho
  1 lata de ervilhas
  2 tomates sem pele e sem sementes
  Azeitonas
  Cebola, alho e tempero a gosto
  2 colheres de *Maizena*®
	a) No caso da farinha de trigo e da margarina, cujas quantidades já estão em gramas, o cálculo procede da seguinte maneira:
	900g de farinha de trigo – 30 porções
	X (?) – 1 porção
	X = 30g de farinha de trigo
	
	b) Quanto aos demais ingredientes que estão em medidas caseiras, deve-se primeiro transformar a medida caseira em gramas:
	2 colheres (sopa) de queijo ralado – 10g*
	10g de queijo ralado – 30 porções
	X (?) – 1 porção
	X = 0,33g de queijo ralado

Fonte da receita: http://tudogostoso.uol.com.br/receita/58550-empada-de-frango.html.
*Nota: medida caseira baseada na fonte de onde se retirou a receita.

- *O que fazer quando não sei o rendimento da preparação e os* per capita *não estão disponíveis na literatura? Como vou quantificar os ingredientes para inserir na análise?*

A alternativa mais adequada, porém trabalhosa, seria realizar a preparação considerando uma "receita padrão". Devem ser pesadas todas as quantidades dos ingredientes e da preparação final (pronta). Esta deve ser porcionada de acordo com a quantidade consumida ou em um tamanho padronizado (caso não tenha sido possível registrar o consumo do indivíduo), fazendo em seguida a pesagem da porção. Recomenda-se o uso de uma balança calibrada para realizar as medidas. Outra forma, mais prática, seria considerar a composição nutricional de uma outra preparação similar que forneça as informações desejadas (rendimento e *per capita*). Ainda que esses procedimentos possam subestimar ou superestimar o valor nutricional da preparação original e os valores de ingestão de macro e micronutrientes, nos parecem alternativas coerentes.

- *Quando uma medida caseira não for bem especificada (p. ex., um copo, uma xícara), como posso fazer sua conversão em grama ou mililitro?*

Diante de informações imprecisas, devem-se estabelecer porções e tamanhos médios (p. ex., uma xícara de leite = uma xícara de chá média de leite). Devem-se padronizar, da melhor maneira possível, o utensílio e a quantidade, observando a faixa etária do avaliado, pois o *per capita* do indivíduo varia em função desta.

- *Como analisar preparações ou medidas caseiras que não constam nas tabelas, como caldos de carne e galinha, e dente de alho, respectivamente?*

Nas tabelas de composição de alimentos mais conhecidas[26-30] não há dados sobre a análise de caldos caseiros (não se trata de tabletes prontos industrializados) de preparações, com exceção do feijão cozido[28]. Reproduzimos no Quadro 1.8 as informações contidas na referência 35, uma publicação da Universidade Federal de Pernambuco.

No caso do dente de alho, o mais correto é fazer a medida desse alimento usando balanças de graduação de 1g ou menos. É importante que sejam realizadas no mínimo três medições seguidas para se estabelecer uma média da quantidade que foi utilizada. A Figura 1.1 traz uma ficha que pode ser utilizada para este fim. O valor obtido em gramas é usado para a análise do alimento. Quando são registradas medidas caseiras regionais, recomenda-se que seja padronizado um único utensílio (por exemplo, se o indivíduo disse que consumiu uma vasilha pequena de biscoito, pode-se padronizar somente uma vasilha toda vez que esta for mencionada e utilizá-la para a realização da pesagem dessa medida caseira).

Quadro 1.8 Composição química dos caldos de carne e de galinha

Alimento	Medida caseira	Peso líquido cozido	Cal. (kcal)	Prot. (g)	Lip. (g)	Cho (g)	Ca (mg)	P (mg)	Fe (mg)	Vit. A (mcg)	Vit. B1 (mg)	Vit. B2 (mg)	Niac. (mg)	Vit. C (mg)
Caldo de carne	XíC CH	180	72	2,2	4,3	5,9	25	83	1,6	13	0,09	0,11	1,8	11
	1/2 XíC	100	40	1,2	2,4	3,3	14	46	0,9	7	0,05	0,06	1	6
	XíC P	65	26	0,8	1,6	2,1	9	30	0,6	5	0,03	0,04	0,6	4
	COL S	20	8	0,2	0,5	0,7	3	9	0,2	1	0,01	0,01	0,2	1
Caldo de galinha	XíC CH	180	160	0,4	18	0	9	54	0,7	29	0,04	0,07	2	0
	1/2 XíC	100	89	0,2	9,8	0	5	30	0,4	16	0,02	0,04	1,1	0
	XíC P	65	58	0,1	6,4	0	3	20	0,3	10	0,01	0,03	0,7	0
	COL S	20	18	0	2	0	1	6	0,1	3	0	0,01	0,2	0

Fonte: referência 35.

Alimento: _____

Amostra Nº:

Recordatório Nº: Data: ____/____/____

Medida Caseira: _____

Peso 1: _____ Peso 2: _____ Peso 3: _____ Média: _____

Utensílio(s)/Medida(s) Padronizado(s): _____

Amostra Nº:

Recordatório Nº: Data: ____/____/____

Medida Caseira: _____

Peso 1: _____ Peso 2: _____ Peso 3: _____ Média: _____

Utensílio(s)/Medida(s) Padronizado(s): _____

Figura 1.1 Modelo de ficha para pesagem de medidas caseiras.

- *A maioria dos alimentos utilizados como temperos apresenta quantidades muito pequenas, como 0,5g de pimenta-do-reino. Há a necessidade de analisar essas quantidades?*

Deve-se considerar toda e qualquer quantidade consumida. Muitos temperos são fontes de nutrientes e fitoquímicos.

RESUMO DOS PASSOS PARA APLICAÇÃO DO R24h

1. Aplicar recordatório alimentar 24h em 2 dias ou mais, não consecutivos, incluindo um final de semana.

2. Explicar previamente ao entrevistado do que se trata, motivando-o a participar, esclarecendo-o da necessidade de informar tudo que comeu, incluindo as refeições principais e os pequenos lanches ou

"beliscos", especificando, até mesmo, a ingestão de água e de um único bombom ou mesmo um único biscoito.

3. Evitar induções e expressões faciais e verbais que denotem censura ou crítica ao relato do entrevistado.

4. Anotar o horário e onde o indivíduo realizou cada refeição (em casa, no trabalho, em uma lanchonete).

5. Anotar minuciosamente os ingredientes e as quantidades que o entrevistado sabe informar, tendo ele preparado ou não a refeição.

6. Registrar a quantidade mensal de óleo, sal, margarina ou manteiga e quantas pessoas moram no domicílio, especificando o número daquelas que realizam as refeições nele (este último passo se aplica a registros de refeições que tenham sido realizadas na casa do indivíduo).

REFERÊNCIAS

1. BUZZARD, M. 24-hour dietary recall and food records methods. In: WILLETT, W. *Nutritional epidemiology*. 2. ed. New York: Oxford University Press, 1998. cap. 4, p. 50-73.

2. THOMPSON, F.E.; BYERS, T. Dietary assessment resource manual. *Journal of Nutrition*, v. 124, n. 11, p. 2245-2317, 1994. Suplemento.

3. FISBERG, R.M. *et al*. Métodos de inquéritos alimentares. *In:* FISBERG, R.M. *et al*. *Inquéritos Alimentares*: *Métodos e Bases Científicos*. Barueri: Manole, 2005. cap. 1, p. 1-69.

4. THOMPSON, F.E.; SUBAR, A.F. Dietary assessment methodology. *In:* COULSTON, A.M.; BOUSHEY, C.J. *Nutrition in the Prevention and Treatment of Disease*. 2. ed. San Diego: Academic Press, 2008. cap. 1, p. 3-39.

5. FISBERG, R.M. *et al*. Recomendações nutricionais. *In:* FISBERG, R.M.; SLATER, B.; MARCHIONI, D.M.L.; MARTINI, L.A. *Inquéritos alimentares*: Métodos e *Bases Científicos*. São Paulo: Manole, 2005. cap. 9, p. 191-236.

6. PAO, E.M.; CYPEL, Y.S. Cálculo de la ingesta dietética. *In:* OPS. *Conocimientos actuales sobre nutrición*. 6 ed. Washington, 1991. (Publicación científica n. 532).

7. CASEY, P.H. *et al*. The use of telephone interview methodology to obtain 24-hour dietary recalls. *Journal of the American Dietetic Association*, v. 99, n. 11, p. 1406-11, nov. 1999.

8. UNITED STATES DEPARTMENT OF AGRICULTURE (USDA). Agricultural Research Service (ARS). *USDA Automated Multiple-pass Method*. 2010. Disponível em: <http://www.ars.usda.gov/Services/docs.htm?docid=7710>. Acesso em: 10 fev. 2011.

9. SUBAR, A.F. *et al*. Formative research of a quick list for an automated self-administered 24-hour dietary recall. *Journal of the American Dietetic Association*, v. 107, n. 6, p.1002-1007, jun. 2007.

10. CONWAY, J.M. *et al*. Accuracy of dietary recall using the USDA five-step multiple-pass method in men: an observational validation study. *Journal of the American Dietetic Association*, v. 104, n. 4, p. 595-603, 2004.

11. PEREIRA, A.M.L. *et al*. Métodos para avaliação do consumo alimentar em crianças e adolescentes. *Revista Paulista de Pediatria*, v. 15, n. 4, p. 210-214, dez. 1997.

12. INSTITUTO DE NUTRICIÓN DE CENTRO AMÉRICA Y PANAMÁ (INCAP). Programa Regional de Seguridad Alimentaria y Nutricional para Centroamerica (PRESANCA). *Manual para la Aplicación del Método Recordatorio de 24 Horas Modificado: versión preliminar*. Guatemala, sept. 2007. 78 p.

13. MALDONADO, F.G.; MANTEDÔNIO, J. de M. Técnica de inquéritos em alimentação. *Arquivos Brasileiros de Nutrição*, [s.l.], v. 24, n. 1-2, jan/dez, 1968.

14. SMITH, A.F.; JOBE, J.B.; MINGAY, D.J. Retrieval from memory of dietary information. *Applied Cognitive Psychology*, v. 5, p. 269-296, mai/jun. 1991.

15. BONOMO, E. Como medir a ingestão alimentar? *In:* SIMPÓSIO OBESIDADE E ANEMIA CARENCIAL NA ADOLESCÊNCIA, 2000, Salvador. *Anais...* São Paulo: Instituto Danone, 2000, p. 117-125.

16. MONTEIRO, J.P. *Nutrição e Metabolismo. Consumo alimentar. Visualizando porções*. Rio de Janeiro: Guanabara Koogan, 2007. 80p.

17. FISBERG, R.M.; VILLAR, B.S. *Manual de Receitas e Medidas Caseiras para Cálculo de Inquéritos Alimentares*. São Paulo: Signus, 2002. 67p.

18. BRASIL. Ministério da Saúde. Instituto Nacional de Alimentação e Nutrição. *Registro fotográfico para inquéritos dietéticos: utensílios e porções*. Goiânia: UFG, 1996. 74p.

19. NELSON, M. *et al*. Food photography II: use of food photographs for estimating portion size and the nutrient content of meals. *British Journal of Nutrition*, v. 76, n. 1, p. 31-49, jul. 1996.

20. McBRIDE, J. Was it a slab, a slice, or a sliver? Hightech innovations take food survey to new level. *Agricultural Research*, v. 49, n. 3, p. 4-7, mar. 2001.

21. SUBAR, A.F. *et al*. Assessment of the accuracy of portion size reports using computer-based food photographs aids in the development of an automated self-administered 24-hour recall. *Journal of the American Dietetic Association*, v. 110, n. 1, p. 55-64, jan. 2010.

22. ARAB, L. *et al*. Eight self-administered 24-hour dietary recalls using the internet are feasible in african americans and whites: the energetics study. *Journal of the American Dietetic Association*, v. 110, n. 6, p. 857-864, jun. 2010.

23. LORIA, C.M. *et al*. Nutrient data for mexican-american foods: are current data adequate? *Journal of the American Dietetic Association,* v. 91, n. 8, p. 919-922, aug. 1991.

24. PINHEIRO *et al. Tabela para Avaliação de Consumo Alimentar em Medidas Caseiras*. 5. ed. São Paulo: Atheneu, 2005. 131p.

25. ARAÚJO, M.O.D.; GUERRA, T.M.M. *Alimentos per capita*. 2. ed. Natal: EDUFRN, 2007. 324 p.

26. INSTITUTO BRASILEIRO DE GEOGRAFIA E ESTATÍSTICA (IBGE). *Estudo Nacional de Despesa Familiar (ENDEF): Tabela de Composição dos Alimentos*. 2. ed. Rio de Janeiro: IBGE, 1999.

27. FRANCO, G. *Tabela de Composição Química dos Alimentos*. 9. ed. São Paulo: Atheneu, 2004. 307p.

28. PHILIPPI, S.T. *Tabela de Composição de Alimentos: suporte para decisão nutricional*. 2. ed. São Paulo: Metha, 2002. 135p.

29. UNIVERSIDADE ESTADUAL DE CAMPINAS (UNICAMP); NÚCLEO DE ESTUDOS E PESQUISAS EM ALIMENTAÇÃO (NEPA). *Tabela Brasileira de Composição de Alimentos – TACO*. Versão II. 2. ed. Campinas: Fórmula, 2006. 113p.

30. UNIVERSIDADE DE SÃO PAULO (USP); REDE BRASILEIRA DE DADOS DE COMPOSIÇÃO DE ALIMENTOS (BRASILFOODS). *Tabela Brasileira de Composição de Alimentos:* projeto integrado de composição de alimentos. Versão 5.0, 2008. Disponível em: <http://www.fcf.usp.br/tabela/index.asp>. Acesso em: 4 out. 2009.

31. MARCHIONI, D.M.L. *et al*. Minimizando erros na medida de ingestão dietética. *In:* FISBERG, R.M. *et al*. *Inquéritos Alimentares: Métodos e Bases Científicos*. São Paulo: Manole, 2005. cap. 7, p. 159-166.

32. RIBEIRO, P. *et al*. Tabelas de composição química de alimentos: análise comparativa com resultados laboratoriais. *Revista de Saúde Pública,* São Paulo, v. 37, n. 2, p. 216-25, 2003.

33. BUZZARD, I.M. *et al*. Considerations for selecting nutrient calculation software: evaluation of the nutrient database. *American Journal of Clinical Nutrition,* v. 54, p. 7-9, 1991.

34. LYONS, G.K. *et al*. Development of a protocol to assess dietary intake among hispanics who have low literacy skills in english. *Journal of the American Dietetic Association,* v. 96, n. 12, p. 1276-1279, dec. 1996.

35. MARTINS, M.H.S. *Valor Nutritivo de Alimentos Definido por Pesos Médios, Frações e Medidas Caseiras*. Recife: Universidade Federal de Pernambuco, 1982. 109p.

CAPÍTULO 2

Registro Alimentar Diário

Maria Olganê Dantas Sabry

Helena Alves de Carvalho Sampaio

O registro alimentar (RA), também conhecido como diário alimentar, consiste na obtenção de dados referentes à ingestão atual de um indivíduo ou grupo populacional[1,2].

Esse método apresenta duas diferenças principais em relação ao recordatório alimentar de 24 horas (R24h). A primeira é que o próprio indivíduo entrevistado anota seus dados de consumo, e a segunda é que esses dados referem-se, habitualmente, a mais dias de consumo do que o R24h, pois este, em geral, é realizado em 2 ou 3 dias, enquanto o registro abrange 3, 5 ou 7 dias[1,2].

Proposto na década de 1930 por Burke & Stuart, segundo avaliação histórica de Medlin & Skinner (1998)[3], o método de RA é, atualmente, muito utilizado na prática clínica.

De acordo com Vasconcelos (2007)[4], o RA passou a ser mais encontrado em estudos brasileiros a partir da década de 1990. Para esse autor, a importância de um dado método para interpretação adequada do consumo alimentar de um grupo populacional tem contribuído para o aperfeiçoamento dos métodos, inclusive aumentando nos últimos anos os estudos de validação, ou seja, estudos que assegurem que determinado método é aplicável a um dado grupo populacional.

ESTRATÉGIAS OPERACIONAIS DE APLICAÇÃO DO REGISTRO ALIMENTAR

Como referido na introdução, o RA pressupõe a anotação do consumo referente, habitualmente, a 3, 5 ou 7 dias. Anotações por períodos superiores a 7 dias podem comprometer o empenho da pessoa que está preenchendo os dados e, consequentemente, a fidedignidade destes[5]. No entanto, o ponto de corte de 7 dias não é um valor que tenha sido unanimemente determinado. Lambe *et al.* (2000)[6] destacam a importância da avaliação de vários períodos de duração de registro de ingestão para se chegar ao melhor tempo com maior confiabilidade. Provavelmente, mais importante do que determinar o número de dias em que o RA deverá ocorrer é investir no treinamento e na motivação do participante quanto à importância do preenchimento adequado.

Um segundo aspecto importante a ser ressaltado em relação ao RA é a alternância dos dias de registro, com a recomendação adicional de inclusão de 1 dia de final de semana, a fim de se ter uma visão mais real do consumo do indivíduo, pois sabe-se que, muitas vezes, há alteração nas refeições realizadas aos sábados e/ou domingos[7]. Toda a literatura que enfoca RA destaca essa necessidade de registro alternado[2]. O RA pode ser realizado a partir de um treinamento prévio do participante acerca das porções alimentares. Embora mais difícil, o RA também pode se processar sem a utilização de porções alimentares, mas mediante a pesagem dos alimentos que serão consumidos, anotando-se as quantidades pesadas[2]. Evidentemente, essa segunda modalidade é mais complexa, e quanto maior a complexidade, mais difícil a adesão do participante.

A seguir, descrevemos um modelo básico de RA comumente utilizado. Observe que ele inclui quatro colunas (Quadro 2.1):

1. A primeira coluna é referente ao horário da refeição, em que se pode colocar ou não qual a refeição (por exemplo, café da manhã, almoço, jantar, lanche).

2. A segunda coluna destina-se à anotação do nome do alimento, preparação ou bebida ingerida. Caso se trate de uma preparação, embaixo de seu nome devem ser listados todos os ingredientes utilizados para seu preparo. O detalhamento deve ser extenso – por exemplo, ao se registrar leite, deve ser especificado se se trata de leite de vaca, de outro animal ou outro tipo de leite, como soja; se é leite integral, semidesnatado ou desnatado; se é leite líquido ou em

Quadro 2.1 Modelo básico de registro alimentar diário

Registro Alimentar Diário
Nome_____
Data _____ Dia da semana _____
Leia atentamente as instruções antes de começar a preencher

1) Por favor, preencha cuidadosamente, de preferência ao final de cada refeição. Caso não seja possível, preencha até o final do dia. LEMBRE-SE de que todos os alimentos e bebidas que você consumir durante todo o dia e à noite devem ser registrados.
2) Não precisa preencher a última coluna, pois ela será preenchida pelo pesquisador.

Horário	Alimento ou preparação ou bebida (alcoólica ou outras)	Quantidade (medida caseira)	Quantidade (grama/mL)

Consumo de óleo e sal da família
Número de pessoas que fazem refeições em casa: _____.
Óleo: dias de duração de uma lata: _____ Tipo:_____.
Sal: dias de duração de um 1kg:_____.

---

pó. No caso de frango consumido, deve ser especificada a parte do frango consumida (coxa, sobrecoxa, peito); qual o tipo de frango, se caipira ou de granja; se foi consumido com pele ou sem pele; se foi frito, cozido ou assado. Esse cuidado deve ser destinado a todo tipo de alimento ingerido, pois quanto maior o detalhamento, menor a chance de subestimativa ou superestimativa do consumo real.

3. A terceira coluna destina-se à anotação das quantidades ingeridas de alimentos, preparações (com as respectivas quantidades de ingredientes) e bebidas. As anotações entrarão em medidas caseiras (a menos que se tenha escolhido a modalidade de pesagem), ou seja, copos, colheres, pratos, xícaras (anotando se grande ou pequeno, cheio ou raso, entre outros), além de ser possível registrar também o tamanho da porção em pequena, média, grande ou muito grande. O tipo de anotação será de acordo com o treinamento realizado com o participante, tópico que será discutido mais adiante.

4. A quarta coluna é para ser utilizada pelo pesquisador, na qual as medidas e/ou porções anotadas pelo participante serão transformadas em gramas ou mililitros.

A despeito do modelo apresentado, é importante que, dependendo da clientela ou do grupo populacional, seja previsto um número apropriado de linhas, permitindo que haja espaço para as anotações. Parece pertinente haver linhas e não espaços em branco, o que facilita os procedimentos de anotação.

Nem todo modelo apresentado na literatura traz o espaço como aqui sugerido para informações sobre a ingestão estimada de sal e óleo, mas quando não se conhece o comportamento do grupo populacional investigado quanto a esse consumo, é importante que ele seja registrado.

Outro aspecto importante é que pode ser mais seguro que o profissional ou pesquisador anote previamente no RA a data e o dia da semana, a fim de facilitar o preenchimento, pelo participante, da folha certa para aquele dia.

VANTAGENS E DESVANTAGENS DO REGISTRO ALIMENTAR

A maioria dos métodos apresenta mais desvantagens do que vantagens, o que evidencia suas dificuldades operacionais. As desvantagens são maiores não só em número, mas também em complexidade. O RA não foge a essa regra.

Uma das vantagens citadas na literatura, e apontada como a principal, consiste em não depender da memória, pois o indivíduo come e anota[2].

Esse método é também associado a menor percentual de erros, desde que seja feita uma orientação prévia adequada. O RA é mais preciso com o treinamento apropriado, principalmente se contar com a modalidade da pesagem dos alimentos, e não só com a estimativa de porções[1].

A principal desvantagem do RA pode ser a alteração do consumo pelo fato de o participante saber que está sendo avaliado[1,2].

Além da desvantagem citada, há outras associadas ao conhecimento de medidas e à estimativa de porções[1,2]. Evidentemente, um treinamento bem feito consegue contornar essa limitação.

Outra desvantagem diz respeito ao custo, caso sejam utilizadas balanças para pesagem para posterior registro dos alimentos[1].

Outras desvantagens são a necessidade de que o participante saiba ler e escrever e o risco de que as sobras acabem entrando no RA como alimento ingerido[2].

A menor adesão a esse método de participantes do sexo masculino também deve ser considerada uma desvantagem[1].

Percebe-se, no elenco de vantagens e desvantagens, que a maior parte das desvantagens é contornável por um adequado treinamento.

ERROS MAIS FREQUENTES EM REGISTRO ALIMENTAR

Um primeiro erro, mais simples, consiste em esquecer de anotar tudo que foi consumido[2].

Podem ocorrer erros intencionais de omissão ou subestimativa do consumo de alimentos não saudáveis, bem como a superestimativa do consumo de alimentos considerados recomendáveis[2]. Atualmente, este é um risco real, pois a mídia, bem como a internet, divulga com muita frequência as propriedades maléficas e benéficas dos alimentos. Como o alimento não é consumido especificamente por suas propriedades, o participante pode, por exemplo, sentir-se constrangido para anotar que consumiu uma preparação frita, ou que não consumiu hortaliças.

Há duas décadas, Black *et al.* (1991)[8] encontraram sub-relatos em 88% dos recordatórios, em 64% dos registros alimentares diários e em 25% das histórias alimentares, o que evidencia que o RA pode ocupar uma posição intermediária diante desse erro. Scagliusi (2007)[9] encontrou uma realidade diferente, com similaridade de sub-relato no registro alimentar diário e no recordatório de 24 horas, respectivamente, 29,2% e 24,6%, detectando resultados piores com o questionário de frequência alimentar (53,8%). Essa autora também associou os sub-relatos não apenas ao método de inquérito alimentar, mas a menores renda e escolaridade e a maiores insatisfação corporal, desejo de aceitação social, índice de massa corporal e idade.

Em estudo comparativo de diferentes métodos, realizado com adolescentes, Barbosa *et al.* (2007)[10] encontraram boa reprodutibilidade do recordatório de 24 horas, do registro alimentar diário e da lista de compras.

Mais uma vez, percebe-se que um bom treinamento, que desperte o compromisso e a motivação do participante, pode minimizar ou mesmo eliminar os erros de anotação citados.

Os Quadros 2.2 e 2.3 apresentam dois registros alimentares preenchidos, o primeiro com informações adequadas e o segundo com falhas.

No primeiro deles, observa-se que o participante anotou os ingredientes das preparações consumidas com as respectivas quantidades. A transformação em gramas e mililitros não é difícil, restando investigar como se procederá à análise de preparações compradas prontas, cujos ingredientes são desconhecidos, como a bala de leite e os bolinhos de goma. Em algumas situações, o participante poderá ser solicitado a trazer as embalagens das preparações industrializadas que foram consumidas, o que possibilitará o acesso aos ingredientes e à composição nutricional constantes nos rótulos. No entanto, sabe-se que a legislação de rotulagem de alimentos industrializados não abrange todos os

Quadro 2.2 Registro alimentar diário – preenchimento adequado

Horário	Alimento ou preparação ou bebida (alcoólica ou outras)	Quantidade (medida caseira)	Quantidade (grama/mL)
7h50	Café com leite	½ xícara de chá	
	Leite em pó integral	1 colher de sopa cheia	
	Nescafé®	1 colher de café cheia	
	Açúcar	2 colheres de chá cheias	
	Pão bola	1 unidade	
	Manteiga	2 pontas de faca	
12h45	Bife carne de vaca	1 unidade pequena	
	Tomate	2 rodelas médias	
	Arroz	1 colher de sopa cheia	
	Macarrão cozido	1 colher de sopa cheia	
	Feijão-mulatinho sem caldo	2 colheres de sopa rasas	
	Melancia	1 fatia grossa	
	Mamão	1 fatia média	
17h00	Bala de leite	1 unidade	
19h30	Bife carne de vaca	1 unidade pequena	
	Arroz	1 colher de sopa rasa	
	Macarrão cozido	1 colher de sopa cheia	
	Abacate	2 colheres de sopa cheias	
	Açúcar	2 colheres de chá cheias	
	Mamão	1 fatia média	
	Bolinho de goma	5 unidades médias	
23h00	Leite achocolatado	½ xícara de chá	
	Leite em pó integral	1 colher de sopa cheia	
	Nescau®	2 colheres de chá cheias	
	Açúcar	2 colheres de chá cheias	
	Pão carioquinha	1 unidade	
	Manteiga	2 pontas de faca	

Consumo de óleo e sal da família

Número de pessoas que fazem refeições em casa: 4.

Óleo: dias de duração de uma lata: 1 mês. Tipo: soja.

Sal: dias de duração de um 1kg: 45 dias.

Quadro 2.3 Registro alimentar diário – preenchimento inadequado

Horário	Alimento ou preparação ou bebida (alcoólica ou outras)	Quantidade (medida caseira)	Quantidade (grama/mL)
8h15	Caldo de carne	1 prato	
11h20	Arroz branco Macarrão Feijão-preto com carne Bife Salada cozida	4 colheres 3 pegadas 3 pedaços de carne de boi 1 bife 2 colheres	
15h10	Manga-jasmim	2 mangas	
18h30	Feijão-preto com ossada de gado Arroz branco Macarrão	4 colheres cheias 4 colheres cheias 2 pegadas	

Consumo de óleo e sal da família
Número de pessoas que fazem refeições em casa: 5.
Óleo: dias de duração de uma lata: 9 dias. Tipo: soja.
Sal: dias de duração de um 1kg: 16 dias.

nutrientes. Essa dificuldade, no entanto, não é exclusiva do RA, mas de todos os métodos. Por fim, torna-se necessário fazer uma análise por estimativas e aproximações. No entanto, quanto mais correta a anotação dos itens controláveis, menos impactos essas falhas terão na interpretação geral, a menos que o participante consuma prioritariamente preparações industrializadas.

O segundo registro mostra uma série de falhas de preenchimento, o que torna fundamental a participação imediata do pesquisador ao receber o RA preenchido, a fim preencher as lacunas deixadas. A primeira falha detectada diz respeito às quantidades, pois o participante não as referiu ou o fez sem relatar o tipo de utensílio utilizado e se este estava cheio ou não, como se percebe nas anotações referentes a arroz, macarrão e feijão. No tocante especificamente ao feijão, observa-se, em uma das refeições, que é referida a quantidade de pedaços de carne contidos no feijão, mas não se faz menção à quantidade da leguminosa; na outra refeição é colocada a quantidade da preparação de feijão com a ossada, mas não são registradas informações sobre a ossada. No que tange ao caldo e à salada, além da informação insuficiente acerca da quantidade, não há informações quanto aos ingredientes das preparações.

TREINAMENTO PARA O PREENCHIMENTO DO REGISTRO ALIMENTAR

Toda a explanação aqui realizada sobre o RA permite perceber a importância do treinamento na prevenção de erros e no controle das desvantagens.

Ao se abordar o tópico treinamento, não está sendo enfocada a mera orientação do participante para preenchimento do RA, mas sim um treinamento que o capacite a registrar adequadamente seu consumo, bem como desperte seu senso de responsabilidade para a importância da exatidão das anotações.

Estudo recente de Hinnig *et al.* (2010)[11] avaliou o preenchimento do registro alimentar por escolares de 5 a 10 anos de idade, antes e após três sessões de treinamento, com duração de 30 minutos cada, envolvendo cinco escolares de cada vez. Os autores desenvolveram um manual de instruções e constataram que, após as sessões, houve importante melhora no preenchimento.

Neste capítulo é apresentada uma proposta de treinamento para preenchimento do registro diário por adultos. Essa proposta foi executada como parte de um treinamento de participantes de um estudo realizado junto a funcionários da Universidade Estadual do Ceará.

Embora pareça demandar mais tempo, a atividade é compensatória ao maximizar a fidedignidade dos dados. Propomos um treinamento com duração de 4 horas, envolvendo no máximo 20 participantes por turma. Além da entrega de uma cartilha impressa aos participantes, o conteúdo deve ser explanado em apresentação multimídia com exercício prático para preenchimento do RA. Os participantes devem receber uma ficha em branco, preenchê-la com o que consumiram naquele dia até o momento do treinamento e, em seguida, deve ser realizada a correção, de modo a promover a retenção de conhecimentos.

Evidentemente, a proposta pode ser adaptada a cada realidade, mas é importante que se tente abranger ao máximo as medidas caseiras com fotografias de porções. O exercício prático também é fundamental, pois o participante vivencia dificuldades que poderão surgir no momento da anotação.

A seguir, apresentamos o material didático elaborado e entregue aos participantes do estudo. Esse material exemplifica o detalhamento que o pesquisado precisa receber.

UNIVERSIDADE ESTADUAL DO CEARÁ
CENTRO DE CIÊNCIAS DA SAÚDE
DOUTORADO EM SAÚDE COLETIVA

ORIENTAÇÃO PARA
PREENCHIMENTO DO REGISTRO ALIMENTAR

Elaboração:
Maria Olganê Dantas Sabry
Helena Alves de Carvalho Sampaio

FORTALEZA-CEARÁ – 2008

CARO FUNCIONÁRIO PARTICIPANTE DO ESTUDO

As orientações para preenchimento do registro alimentar foram elaboradas visando à obtenção de um registro alimentar o mais próximo possível do real.

É de fundamental importância que você registre o que realmente consumiu. Não importa que você ache que não foi o melhor. O que importa para a validade do estudo e para nos subsidiar em possíveis intervenções futuras é que a verdade seja dita. Assim, pedimos que não se vigie em relação a sua ingestão alimentar. Faça exatamente como faria se não tivesse que registrar.

Para melhor orientá-lo, apresentamos um modelo de registro alimentar acompanhado de instruções gerais de preenchimento. Listamos, por ordem alfabética, alimentos e preparações, tentando facilitar a informação da medida caseira utilizada. Mostramos também, a título de exemplo, um registro alimentar preenchido.

Finalmente, para melhor visualização, exibimos fotografias de medidas caseiras habitualmente utilizadas em nosso meio.

Para maior fidedignidade, o registro alimentar deve ser preenchido cuidadosamente, de preferência ao final de cada refeição. Caso não seja possível, preencha até o final do dia. LEMBRE-SE de que todos os alimentos e bebidas que você consumir durante todo o dia e a noite devem ser registrados.

Lembramos que poderemos entrar em contato a qualquer momento, assim como estaremos à disposição a qualquer hora para retirar eventuais dúvidas.

Atenciosamente,

Profª Maria Olganê Dantas Sabry
Profª Helena Alves de Carvalho Sampaio

MODELO DE REGISTRO ALIMENTAR COM INSTRUÇÕES GERAIS DE PREENCHIMENTO

a) Modelo de registro

Leia atentamente as instruções da página
seguinte para compreender o preenchimento

Horário	Alimento ou preparação ou bebida	Quantidade (medida caseira)	Quantidade (grama/mL)

Consumo de óleo e sal da família

Número de pessoas que fazem refeições em casa:_____.
Óleo: dias de duração de uma lata :_____. Tipo: _____.
Sal: dias de duração de 1kg:_____.

b) Instruções gerais de preenchimento

1) Na coluna horário, deve ser anotado o horário do início da refeição ou do consumo de bebidas. Exemplo: se começou a beber cerveja às 11 horas, anote esse horário, mesmo que pare de beber apenas às 15 horas.

2) Na coluna "Alimento ou preparação ou bebida", devem ser anotados:

- Qual foi o alimento consumido (exemplo: frango com pele, frango sem pele, carne moída, leite integral, leite desnatado, leite de soja, macarrão, banana prata, queijo coalho etc.) ou qual a bebida ingerida (refrigerante, refrigerante *diet,* cerveja, vodka);
- Qual foi o tipo de preparação (exemplo: frango frito, assado, ensopado, à milanesa, grelhado);
- Se houver molho adicionado à preparação, deve-se anotá-lo também (exemplo: molho de tomate, molho branco, molho de carne moída);
- Qual foi o pedaço ingerido (exemplo: coxa, sobrecoxa, peito, asa de frango, posta de peixe, filé de peixe, bife bovino, rodelas de linguiça);
- Se consumir alimento industrializado, é importante anotar a marca e o tipo (exemplo: salgadinho de milho Fandangos da Elma Chips®, iogurte Danone®, Nestlé®, Batavo®).

3) Na coluna quantidade, anote a quantidade de cada alimento ingerido em medidas caseiras:

- Se usar colher, especifique a quantidade utilizada e o tipo de colher: de servir, de sopa, de sobremesa, de café, de chá, e se a colher era cheia, rasa ou nivelada;
- Se usar concha e/ou escumadeira, especifique o tamanho (pequena ou média) e se cheia ou rasa;
- Se usar pegador (no caso, por exemplo, de macarrão), especifique quantos e se foi uma pegada pequena, média ou grande;
- Se consumir queijo e/ou presunto, anote o tipo (muçarela, coalho, *cheddar,* frescal; presunto suíno, de peru) e quantas fatias foram ingeridas, e se a fatia era fina, média ou grossa;
- No caso de líquidos, registre a quantidade e o tipo de xícara (de chá ou de café e se cheia, meia) ou do copo utilizado;
- Quando o alimento citado for uma preparação que envolva a mistura de vários alimentos, tente registrar as quantidades

utilizadas de cada um isoladamente. Se não for possível, informe a quantidade total consumida, oferecendo o máximo de informações possíveis (exemplo: pizza 4 queijos – 1 fatia média; lasanha – 2 colheres de servir cheias; risoto de frango, batata e cenoura – 4 colheres de servir cheias).

4) Não precisa preencher a última coluna, pois ela será preenchida pelo pesquisador.

Por favor, informe no local indicado o consumo de óleo e sal de sua residência e o número de pessoas que fazem refeições em casa.

ALIMENTOS E MODOS DE REFERENCIAR AS MEDIDAS CASEIRAS UTILIZADAS

Açúcar: quando possível, especifique a quantidade (colher de sobremesa rasa, colher de chá cheia). Quando não for possível, informe se a preparação é normal em açúcar, pouco doce ou muito doce (exemplo: café normal em açúcar, suco de cajá pouco doce).

Alface e demais folhosos: se possível, registre a quantidade de folhas consumidas ou informe quantos pegadores ou pratos foram utilizados (exemplo: alface – 2 folhas pequenas; alface – 2 pegadores bem cheios, alface – 1 prato de sobremesa cheio).

Bolo: registre se o bolo é simples ou recheado e o tamanho da fatia (exemplo: bolo simples – 1 fatia grossa; bolo recheado: 1 fatia fina).

Café: se consumir café solúvel, informe a quantidade total (metade de 1 xícara de chá, por exemplo), a quantidade de café utilizada (1 colher de chá rasa, por exemplo) e a quantidade de açúcar (1 colher de chá cheia e 1 rasa, por exemplo).

Café com leite: registre, se possível, a quantidade de leite e de café utilizada. Se não for possível, informe a proporção que utilizou (exemplo: metade de café e metade de leite, ou, por exemplo, 2/3 de café e 1/3 de leite).

Carne bovina: no caso de bife, refira se é pequeno, médio ou grande.

Fruta: se consumir frutas, anote qual, levando em consideração a variabilidade (tipo: banana-maçã, prata, nanica), a quantidade (1 unidade, 2 unidades) e o tamanho da fruta ou da fatia (pequena, média, grande ou fatia fina, média ou grossa) (exemplo: banana-prata média – 1 unidade; abacaxi – 1 fatia fina; uva – 12 unidades médias).

Leite: registre o tipo: integral, desnatado ou de soja (exemplo: leite desnatado – 1 xícara de chá pela metade). No caso do uso de leite em pó, registre, se possível, a quantidade de pó utilizada (exemplo: leite em pó desnatado – 2 colheres de sopa cheias).

Mingau: se possível, especifique quantidade e tipo de leite, a massa e a quantidade de massa utilizada, a quantidade de açúcar. Se não for possível, especifique a quantidade de mingau, a massa utilizada, a consistência e se era normal em doce, pouco doce ou muito doce (exemplo: mingau de maisena fino e pouco doce – 1 copo de requeijão cheio; mingau de Mucilon® normal e muito doce – 1/2 copo de requeijão; mingau de Neston® grosso e normal em doce – 1/4 de copo de requeijão).

Peixe: registre, se possível, o nome do peixe, a quantidade e o tamanho da posta ou do peixe (exemplo: peixe frito [cavala] – 1 posta grande; peixe assado [cará] – 1/2 de um pequeno; filé de pargo cozido – 2 pequenos).

Salada de frutas: especifique as frutas utilizadas e a quantidade utilizada de salada (exemplo: salada de frutas com banana, laranja, mamão e uva – 5 colheres de sopa cheias). Se acrescentar leite condensado, sorvete ou qualquer outro alimento à salada, não esqueça de informar.

Salada de legumes: especifique se crua ou cozida, os legumes presentes na salada e a quantidade total de salada consumida (exemplo: salada cozida com batata inglesa, cenoura e chuchu – 3 colheres de servir cheias).

Sanduíche: se possível, registre o tipo de pão e o recheio utilizado (exemplo: pão bola – 1 unidade; bife de hambúrguer – 1 unidade; queijo muçarela – 1 fatia; maionese – 2 sachês de 5g ou 2 pontas de faca).

Sopa: registre a quantidade de sopa, os ingredientes que entraram na preparação e a consistência (exemplo: sopa com carne bovina, macarrão, batata e cenoura de consistência normal – 3 conchas cheias; sopa de feijão com macarrão e batata bem grossinha – 1 concha e 1/2).

Suco: registre volume total ingerido (1 copo de requeijão cheio, por exemplo), a fruta (melão, cajá, acerola, limão, laranja), a concentração (puro, forte, normal, fraco) e se era normal em doce, pouco doce ou muito doce (exemplo: 1 copo de requeijão cheio de suco de cajá, forte e muito doce).

Tira-gosto: registre o tipo consumido (queijo coalho, castanha de caju, azeitona, isca de peixe, posta de peixe, bolinha de peixe, tulipa, tripa de porco, panelada, sarapatel, carne de porco, carne de boi trinchada, batata frita, caranguejo, carne de caranguejo). Se possível, especifique a quantidade consumida (exemplo: queijo coalho – 4 pedacinhos pequenos; castanha – 10 unidades; panelada – 10 colheres de sopa cheias). Se não for possível, refira se a quantidade consumida de cada um dos tira-gostos foi pequena média ou grande (exemplo: queijo coalho – pouca quantidade; castanha de caju – média quantidade; panelada – grande quantidade).

Vitamina: registre o volume total ingerido (1 copo de requeijão, por exemplo), a fruta (banana, mamão, melão), a consistência (normal, fina, grossa), a proporção e o tipo de leite utilizado (leite desnatado em pó – 2 colheres de sopa rasas; leite desnatado líquido – metade do copo; leite de soja em pó – 1 colher de sopa cheia) e se era normal em doce, pouco doce ou muito doce (exemplo: 1 copo de requeijão cheio de vitamina de mamão, de consistência normal, metade fruta e metade leite desnatado líquido, com doce normal).

EXEMPLO DE REGISTRO ALIMENTAR PREENCHIDO

Horário	Alimento ou preparação ou bebida (alcoólica ou outras)	Quantidade (medidas caseiras)	Quantidade (gramas/mL)
7h30	Leite integral	1 copo de requeijão cheio	
		1 colher de sobremesa rasa	
	Nescau®	1 unidade	
		1 fatia grossa	
	Pão carioquinha	1 xícara de chá cheia	
	Queijo coalho	1 colher de chá cheia	
	Café		
	Açúcar		
11h00	Cerveja	3 latinhas	
12h30	Arroz branco	4 colheres de servir cheias	
		1 concha média cheia e 1	
	Feijão com abóbora	pedaço pequeno	
	Alface americana	1 prato de sobremesa	
	Frango assado sem pele	2 coxas	
	Farofa	1 colher de sopa cheia	
	Suco de laranja sem açúcar	¼ de copo de requeijão	
		1 unidade média	
	Banana-prata		
15h00	Pão de hambúrguer	1 unidade	
	Bife de hambúrguer		
	Queijo muçarela	1 unidade	
	Presunto de peru Perdigão®	1 fatia	
		1 fatia	
18h30	Maionese	1 ponta de faca	
	Suco de cajá com doce normal	1 copo descartável médio cheio	
21h00	Vinho branco	2 taças cheias	
	Batata Ruffles®	½ pc de 50g	
23h00	Biscoito recheado	3 unidades	
	Guaraná diet	½ copo americano	

Consumo de óleo e sal da família
Número de pessoas que fazem refeições em casa: 4.
Óleo: dias de duração de uma lata: 7. Tipo: Soja.
Sal: dias de duração de 1kg: 30.

FOTOGRAFIAS DE MEDIDAS CASEIRAS HABITUALMENTE UTILIZADAS EM NOSSO MEIO

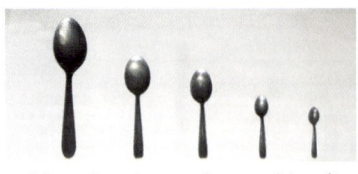

Colheres de servir, sopa, sobremesa, chá e café

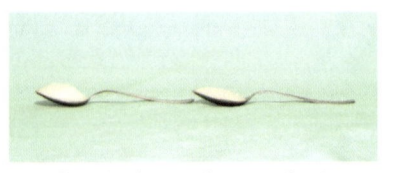

Colheres de sobremesa cheia e rasa de açúcar

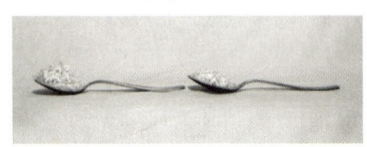

Colheres de sopa cheia e rasa de arroz

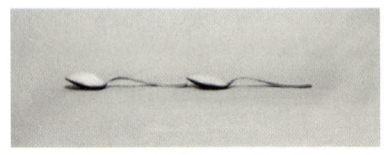

Colheres de chá cheia e rasa de açúcar

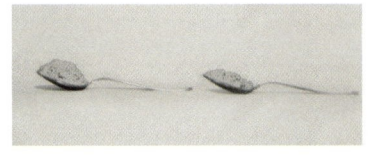

Colheres de sopa cheia e rasa de farofa

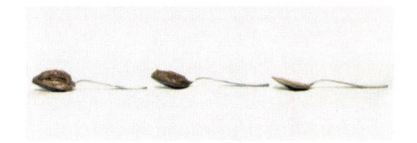

Colheres de sobremesa cheia, rasa e nivelada de doce de leite

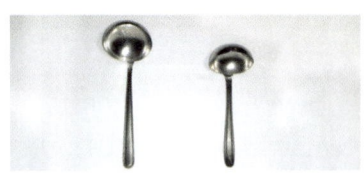

Conchas média e pequena

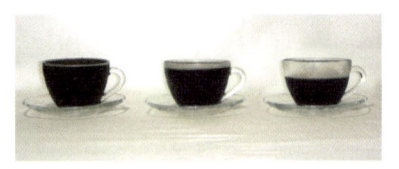

Xícaras de chá cheia, rasa e meia

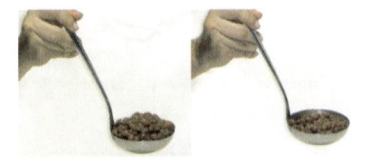

Conchas média cheia e rasa de feijão

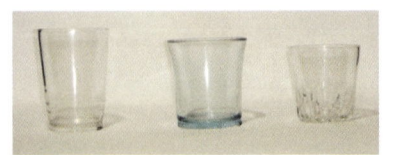

Copos de requeijão, duralex pequeno e de geleia

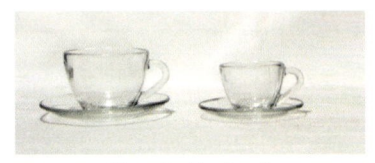

Xícaras de chá e de café

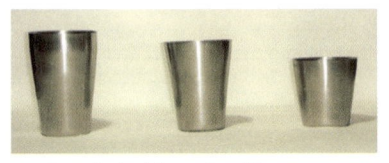

Copos de alumínio grande, médio e pequeno

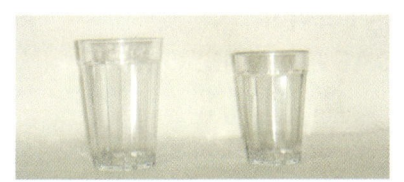

Copo americano duplo e copo americano

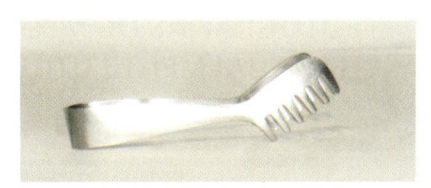

Pegador de macarrão

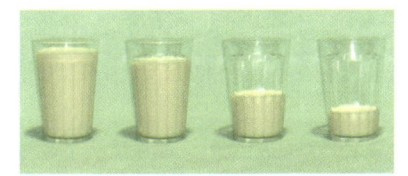

Copos americanos cheio, raso, meio e 1/4

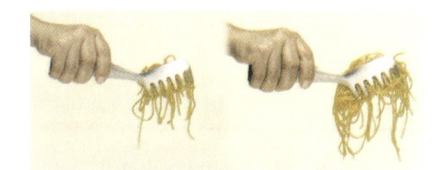

Pegadas de macarrão pequena e média

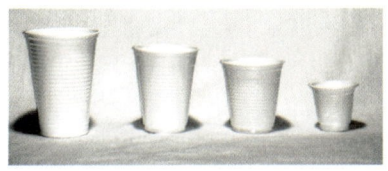

Copos descartáveis grande, médio, pequeno e de café

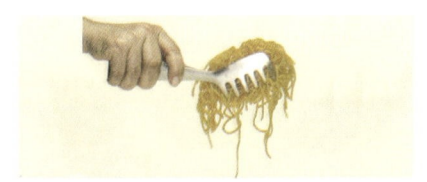

Pegada de macarrão grande

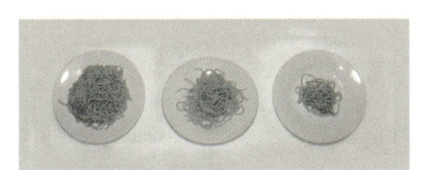

Macarrão – pratos de sobremesa com pegada grande, média e pequena

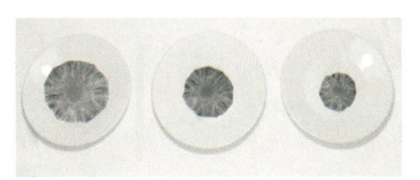

Abacaxi – fatias grande, média e pequena

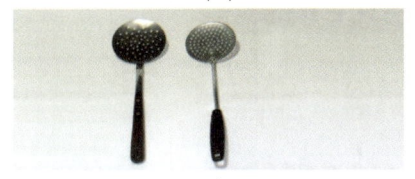

Escumadeiras

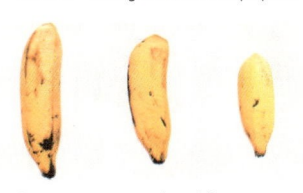

Banana-prata – grande, média e pequena

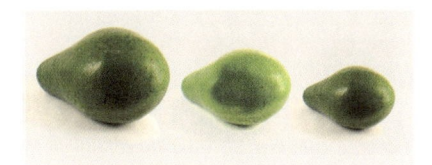

Abacate – grande, médio e pequeno

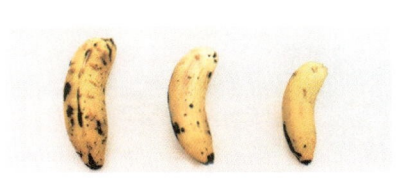

Banana-maçã – grande, média e pequena

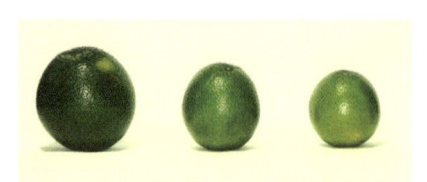

Laranja – grande, média e pequena

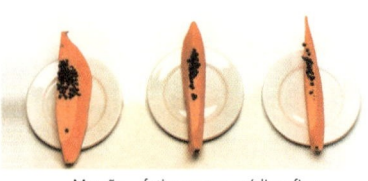

Mamão – fatias grossa, média e fina

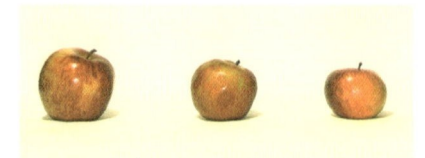

Maçã – grande, média e pequena

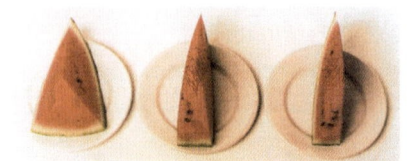

Melancia – fatias grossa, média e fina

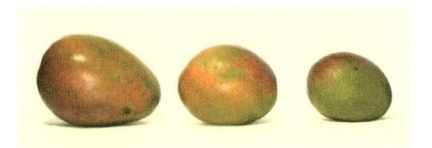

Manga – grande, média e pequena

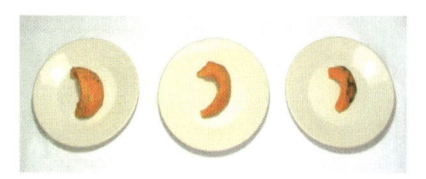

Abóbora – pedaços grande, médio e pequeno

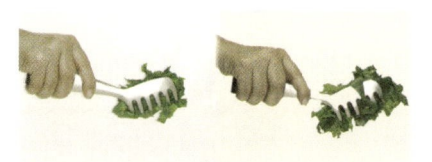

Pegadas de alface pequena e média

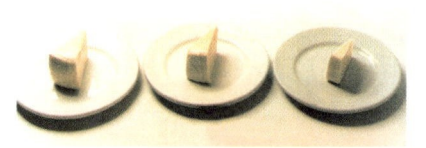

Queijo coalho – fatias grossa, média e fina

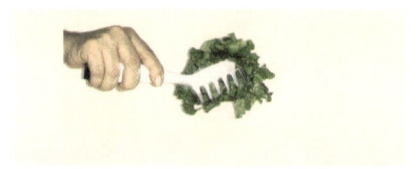

Pegada de alface grande

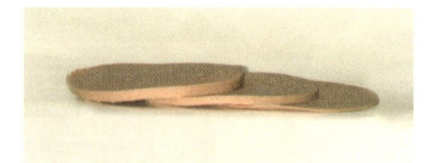

Mortadela – fatias grossa, média e fina

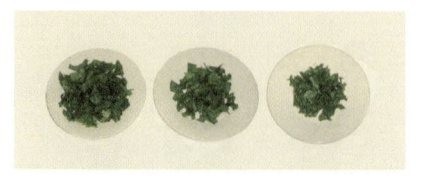

Alface – prato de sobremesa com pegadas grande, média e pequena

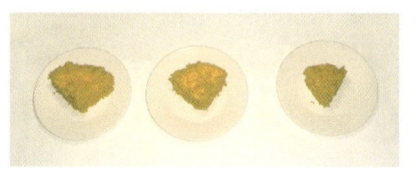

Cuscuz – pedaços grande, médio e pequeno

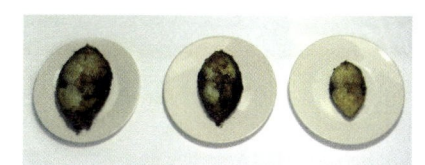

Peixe – postas grande, média e pequena

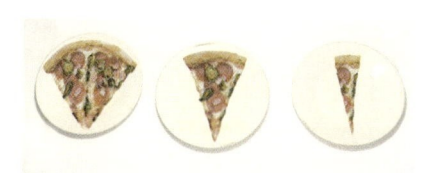

Pizza – fatias grande, média e pequena

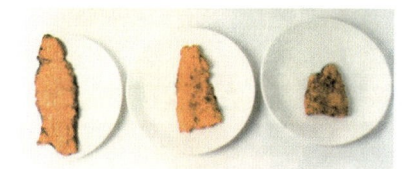

Peixe – filés grande, médio e pequeno

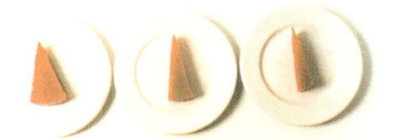

Goiabada – fatias grossa, média e fina

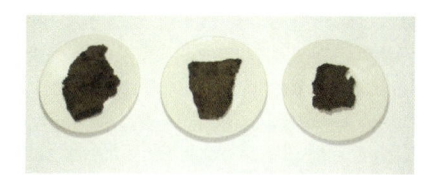

Bife – grande, médio e pequeno

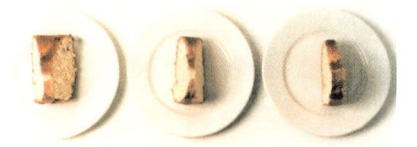

Bolo – fatias grossa, média e fina

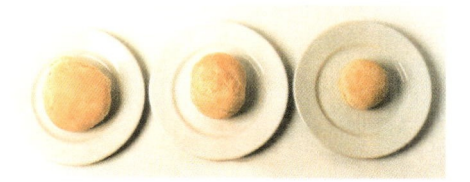

Pão de queijo – grande, médio e pequeno

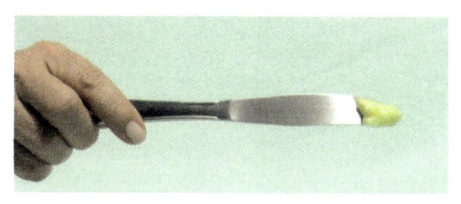

Manteiga ou margarina – ponta de faca

REFERÊNCIAS

1. FISBERG, R.M. *et al.* Métodos de inquéritos alimentares. *In:* FISBERG, R.M.; SLATER, B.; MARCHIONI, D.M.L.; MARTINI, L.A. *Inquéritos Alimentares: Métodos e Bases Científicos.* Barueri: Manole, 2005. p. 1-29.

2. FISBERG, R.M. *et al.* Avaliação do consumo alimentar e da ingestão de nutrientes na prática clínica. *Arq Bras Endocrinol Metab*, v. 53, n. 5, p. 617-24, 2009.

3. MEDLIN, C; SKINNER, J. Individual dietary intake methodology: a 50-years review of progress. *J Am Diet Assoc*, v. 7, p. 1181-9, 1998.

4. VASCONCELOS, F.A.G. Tendências históricas dos estudos dietéticos no Brasil. *História, Ciências, Saúde – Manguinhos*, v. 14, n. 1, p.197-219, 2007.

5. THOMPSON, F.E.; BYERS, T. Dietary assessment resource manual *J Nutr*, v. 124, suppl., p. 2245-317, 1994.

6. LAMBE, J. *et al.* The infuence of survey duration on estimates of food intakes and its relevance for public health nutrition and food safety issues. *Eur J Clin Nutr*, v. 54, p. 166-73, 2000.

7. WILLETT, W. *Nutritional Epidemiology*. New York: Oxford University Press, 1998.

8. BLACK, A.E. *et al.* Critical evaluation of energy intake data using fundamental principles of energy physiology: 2. Evaluating the results of published surveys. *Eur J Clin Nutr*, v. 45, n. 12, p. 583-99, 1991.

9. SCAGLIUSI, F.B. Validade das estimativas de ingestão energética de três métodos de avaliação do consumo alimentar, em relação à água duplamente marcada. [dissertação]. Universidade de São Paulo, São Paulo, 2007.

10. BARBOSA, K.B.F. *et al.* Instrumentos de inquérito dietético utilizados na avaliação do consumo alimentar em adolescentes: comparação entre métodos. *Arch Latinoam Nutr*, v. 57, n. 1, p. 43-50, 2007.

11. HINNIG, P.F. *et al.* Preenchimento de registro alimentar por escolares de 7 a 10 anos. *Nutrire*, v. 35, n. 1, p. 47-57, 2010.

CAPÍTULO 3

Medidas Caseiras Padronizadas

Maria Olganê Dantas Sabry

Helena Alves de Carvalho Sampaio

Ilana Nogueira Bezerra

O presente capítulo configura uma contribuição àqueles que lidam com dados de consumo alimentar informados pelo indivíduo-alvo, seja um integrante de pesquisa, seja um paciente de serviço público ou privado.

Atualmente é grande a disponibilidade de tabelas com medidas caseiras. No entanto, muitas vezes as medidas disponíveis nessas tabelas não são as referidas pelo entrevistado, o que gera o risco de subestimação ou superestimação das medidas.

Assim, a fim de contribuir para uma maior exatidão na interpretação de medidas caseiras e sua transformação em gramas ou mililitros, neste capítulo apresentamos uma tabela de medidas padronizadas.

As medidas aqui apresentadas não estão disponíveis em tabelas publicadas. Foram estabelecidas a partir de relatos de participantes de pesquisas realizadas na Universidade Estadual do Ceará a partir de 1998, seguidas por pesagem direta das medidas referidas. Para tanto foram utilizadas duas balanças, uma da marca VitaMinder®, com capacidade de 500g e sensibilidade de 10g, e outra da marca Plenna®, com capacidade de 2kg e sensibilidade de 1g. *Todas as medidas descritas estão expressas em peso líquido do alimento e/ou preparação.*

Uma contribuição adicional dessa tabela é o fato de expressar o regionalismo do Nordeste, seja incluindo alimentos não constantes em outras publicações, seja incluindo medidas caseiras diferentes e segundo a ótica do entrevistado, como "bruaca", "dindin", "xilito", "batida" e "bulin de goma", "punhado de acerola" e "colherão de açúcar", dentre outros.

Para facilitar a procura e utilização das informações, a tabela está organizada em ordem alfabética, incluindo, para cada alimento ou preparação, todo o tipo de medida caseira que foi informado.

ABACATE

- 1 colher de sobremesa = 1/2 colher de sopa = 23g
- 1 fatia pequena = 1/2 colher de sopa cheia = 23g
- 1 pedaço pequeno = 1/3 de unidade pequena = 123g
- 1 pedaço médio = 1/3 de unidade média = 143g
- 1 rodela grossa = 2 colheres de sopa = 90g

ABACAXI

- 1 rodela = 1 fatia média = 75g
- 1 rodela grossa = 1 fatia grande = 190g

ABÓBORA

- 1 pedaço pequeno = 30g
- 1 pedaço médio = 50g
- 1 pedaço grande = 70g

ABOBRINHA

- 1 colher de sobremesa cheia = 20g
- 1 colher de sopa rasa = 20g

ACEROLA

- 1 xícara de chá = 120g
- 1 copo de requeijão de acerola = 1,5 xícara = 180g
- 1 punhado = uma "mão" de acerola = 10 acerolas = 120g

AÇÚCAR

- 1 xícara duralex = 120g

- 1 xícara de chá rasa = 160g
- 1 colherão = colher de arroz (colher de servir) = 3 colheres de sopa rasas = 45g

ALFACE

- 1 colher de chá cheia = 1/4 de colher de sopa cheia = 2g
- 1 colher de sobremesa cheia = 1/2 colher de sopa cheia = 4g
- 1 colher de sopa rasa = 4g
- 1 pegada pequena = 12g
- 1 pegada média = 22g
- 1 pegada grande = 30g

AMENDOIM

- 1 colher de sopa cheia = 17g
- 1 copo pequeno = 50g
- 1 pacote pequeno = 50g
- 1 pacote grande = 150g
- 1 saco de dindin (sacolé) = 50g
- 1 saco médio = 75g
- 1 xícara de chá cheia = 7,5 colheres de sopa cheias = 128g
- 1 xícara de chá rasa = 6 colheres de sopa cheias = 102g

ARROZ

- 1 colher de sobremesa = 1 colher de sopa rasa = 15g
- 1 concha grande = 1 concha média cheia e 1/3 = 130g
- 1 concha pequena = 1/2 concha média = 60g
- 1 prato fundo cheio = 4 colheres de servir cheias = 180g
- 1/2 quentinha = 3 colheres de servir = 135g

ARROZ COM LEITE

- 1 prato de sobremesa = 50g
- 1 prato fundo raso = 100g

Arroz Maria Isabel
- 1 colher de sopa cheia = 25g
- 1 prato raso cheio = 320g

Ata (fruta de conde)
- 1 unidade pequena = 40g
- 1/3 do pedaço médio = 1/3 de unidade pequena = 13g

Atum
- 1 pedaço pequeno = 1 filé pequeno de peixe = 100g

Azeite
- Quantidade média = 8mL (1 colher de sopa)
- Pouco = 5mL (1 colher de sobremesa)
- Muito = 16mL (2 colheres de sopa)

Azeitona verde
- 1 unidade = 4g
- 1 "mão" cheia = 10 azeitonas = 40g

Baião de dois
- 50% arroz e 50% feijão
- Ex.: 1 colher de sopa de baião de dois: 1 colher de sopa de arroz: 25g
  1 colher de sopa de feijão: 17g
  Total: 42g (42g/2 = 21g de cada)
- 1 concha pequena rasa = 1/2 concha média cheia
- 1 concha média cheia = 1 prato raso de feijão

Banana-nanica
- 1 unidade pequena = 1 unidade média de banana-prata = 40g

Banha de porco
- 1 colher de sopa cheia = 1 colher de sopa cheia de manteiga = 32g

Batata-doce

- 1 copo pequeno = 3 colheres de sopa cheias picada = 126g
- 1 pedaço pequeno = 1 fatia pequena = 40g
- 1 pedaço médio = 1/3 de batata-doce média cozida = 118g
- 1 pedaço grande = 1/2 batata-doce média cozida = 177g
- 1 unidade pequena = 140g

Batata-doce frita

- 1 rodela = 1 fatia média = 65g

Batata-inglesa

- 4 pedaços pequenos = 1 batata pequena (70g)
- 4 pedaços médios = 1 batata média (140g)
- 6 rodelas = 1 batata média = 140g
- 1 cubo = 1 pedaço pequeno = 18g
- 1 punhado = porção pequena (100g) = 1 pires de chá
- 1 prato de sobremesa = 200g

Batata-inglesa frita

- 1 colher de servir cheia = 1 pegada pequena = pouca quantidade = 30g
- 3 colheres de servir cheias = 1 pegada grande = 90g
- 1 pegador de macarrão médio = 2 colheres de servir cheias = 60g
- 1 prato de sobremesa raso = 200g
- 1 punhado = 60g
- 5 "tiras" = 1/4 porção pequena = 25g

Batata palha

- 1 colher de servir cheia = 13g
- 1 colher de sopa cheia = 6g
- 1 colher de sopa rasa = 4g
- No cachorro-quente = 20g

BATIDA (SIMILAR À RAPADURA)
- Pequena = 175g
- Média = 350g
- Unidade pequena = 23g
- Embalagem com 20 unidades = 460g

BERINJELA
- 1 unidade = 1 unidade média = 200g

BETERRABA COZIDA
- 1 colher de servir rasa = 28g
- 1 colher de sobremesa cozida = 1/2 colher de sopa rasa cozida = 7g
- 1 fatia pequena = 1 pedaço pequeno = 6g
- 1 fatia média = 1 pedaço médio = 12g
- 1 fatia grande = 1 pedaço grande = 26g
- 1 pegada pequena = 22g
- 1 pegada média = 31g
- 1 pegada grande = 43g

BETERRABA CRUA RALADA
- 1 colher de servir cheia = 36g
- 1 colher de servir rasa = 20g
- 1 colher de sopa rasa = 9g
- 1 concha cheia = 82g
- 1 concha rasa = 48g
- 1 escumadeira cheia = 52g
- 1 escumadeira rasa = 32g
- 1 pegada pequena = 25g
- 1 pegada média = 35g
- 1 pegada grande = 53g
- 1 xícara de chá cheia = 71g

Biscoito Club Social®

- 1 pacotinho com 3 unidades = 26g

Biscoito doce

- 1 fileira = 1 fileira de biscoito Maizena® = 133g
- 1 punhado = 10 unidades = 60g
- 1 unidade = 6g

Biscoito Fofitos® Fortaleza (biscoito doce)

- 1 unidade = 5g

Biscoito folheado

- 1 unidade = 25g

Biscoito recheado

- 1 unidade = 13g (1 pacote de 200g com 15 unidades)

Bolacha Romana® = Biscoito Romita®

- 1 copo descartável pequeno = 39g
- 1 copo americano = 63g
- 1 copo descartável grande = 78g
- 1 copo descartável de café = 15g
- 1 punhado = 20g
- 1 unidade = 1g

Bolo

- 1 pedaço médio = 1 fatia média = 60g

Bombom (bala)

- 1 unidade = 5g

Brigadeiro

- 1 colher de chá rasa = 10g

Bruaca

- 1 unidade fina = 30g

Bulin de goma = biscoito polvilho

- 1 unidade = 3g

Café cappuccino

- 1 colher de café cheia = 2,5g
- 1 colher de sopa = 10g

Café com leite

- Quantidade de café não especificada, considerar 50mL
- 3 dedos de xícara de chá = 1/2 xícara de chá = 100mL
- 3 dedos de um copo descartável médio = meio copo = 90mL
- Café ou leite pingado = considerar 10mL

Café em pó solúvel

- 1colher de café cheia = 1g
- 1/2 colher de chá rasa = 1g
- 1 colher de sobremesa cheia = 4g
- 1 colher de sobremesa rasa = 3g

Cajá

- 1 unidade = 12g

Caju

- Pequeno = 70g
- Médio = 100g
- Grande = 150g

Caldo de carne, peixe ou frango

- 1 concha cheia = 130mL
- 1 concha rasa = 120mL

- 1 prato raso = 200mL
- 1 prato fundo = 360mL

CALDO DE FEIJÃO

- 1 concha cheia = 110mL
- 1 concha rasa = 90mL
- 1 prato fundo de caldo = 360mL

CALDO DE GALINHA

- 2 colheres de servir = 1 concha = 130mL
- 1 concha rasa = 100g
- 1 tigela pequena = 200g
- 1 tigela média = 300g

CAMARÃO

- 1 colher de chá rasa = 1g
- 1 colher de servir rente de camarão empanado = 7 camarões pequenos empanados = 35g
- 1 concha média cheia = 3 colheres de servir cheias = 105g
- 1 prato fundo = 3 colheres de servir cheias = 105g
- 1 prato de sobremesa cheio = 2 colheres de servir cheias = 70g
- 1 lata grande = 100g
- 1 lata pequena = 50g
- 1 unidade média = 12g
- 1 unidade média empanada = 25g
- 1 unidade grande empanada = 50g

CAMARÃO AO CATUPIRY®

- 1 colher de servir cheia = 45g

CANELA EM PÓ

- 1 colher de chá cheia = 2g
- 1 colher de chá rasa = 1g

Canjica de milho verde

➤ 1 prato de sobremesa = 1 copo duplo cheio = 240mL

Caranguejo

➤ 50 unidades médias = 1kg de carne (média 20g por caranguejo)
➤ Pata = 3g de carne
➤ Peito = 12g de carne

Carne bovina

➤ 1 colher de sobremesa = 1 colher de sopa rasa = 15g
➤ 1 concha grande = 3 colheres de sopa = 90g
➤ 1 pedaço pequeno = 1 bife pequeno = 80g
➤ 2 pedaços pequenos = 1 bife médio = 100g
➤ 1 pedaço grande = 1 bife grande = 150g
➤ 6 pedaços pequenos no churrasco = 1 bife médio = 100g

Carne de carneiro

➤ 1 pedaço pequeno = 80g
➤ 1 pedaço médio = 100g
➤ 1 pedaço grande = 120g

Carne desfiada

➤ Pouca quantidade = 50g
➤ 1 concha pequena rasa = 1/2 concha média = 60g

Carne em lata

➤ 1 pedaço grande = 20g
➤ 1 pedaço pequeno = 10g

Carne moída

➤ 1 colher de sobremesa cheia = 1 colher de sopa rasa = 15g
➤ 1 porção = 60g
➤ 1 xícara de chá cheia = 80g

CARNE MOÍDA COM LEGUMES
- 1 colher de servir cheia = 60g

CARNE MOÍDA COM PURÊ (DELÍCIA DE CARNE MOÍDA)
- 1 colher de sopa cheia = 45g

CARNE NO CHURRASCO
- 2 pedaços pequenos = bife pequeno = 80g
- 3 pedaços médios = bife médio = 100g
- Vários pedaços = bife grande = 150g
- À vontade = 500g

CASQUINHA DE SORVETE
- 1 unidade = 15g

CASTANHA DE CAJU
- 1 copo descartável = 60g
- 1 punhado = 40g
- 1 saco pequeno = 40g
- 1 saco de dindin (sacolé) = 20g

CATCHUP
- 1 colher de café = 2,5g
- 1 colher de chá rasa = 4,5g
- 1 sachê = 7g
- Pouco = 1 colher de sobremesa rasa = 9g
- Normal = 1 colher de sobremesa cheia = 15g
- Muito = 1 colher de sopa cheia = 20g
- No cachorro-quente = 1 sachê de 7g

CEBOLA
- 1 rodela = 1 fatia média = 6g
- 1 colher de sobremesa cheia picada = 7g

CENOURA COZIDA

- 1 colher de café ou de chá ralada = 1/4 de colher de sobremesa cheia = 3g
- 1 colher de sobremesa cheia = 1/4 colher de sopa cheia = 13g
- 1 fatia pequena = 4g
- 1 fatia média = 1/2 colher de sopa ralada = 6g
- 1 pedaço pequeno = 1/2 cenoura pequena cozida = 23g (crua) = 28g
- 1 pedaço médio = 1/2 cenoura média cozida = 50g (crua) = 60g
- 1 pegada pequena = 1 colher de sopa cheia = 25g
- 1 rodela = 12g

CENOURA CRUA RALADA

- 1 colher de servir cheia = 24g
- 1 colher de servir rasa = 14g
- 1 colher de sopa rasa = 7g
- 1 concha média cheia = 61g
- 1 concha média rasa = 42g
- 1 escumadeira cheia = 36g
- 1 escumadeira rasa = 24g
- 1 pegada pequena = 20g
- 1 pegada média = 30g
- 1 pegada grande = 51g
- 1 xícara de chá cheia = 63g

CEREAL MATINAL = SUCRILHO® E SIMILARES

- 1 colher de servir = 3 colheres de sopa cheias = 15g
- 1 xícara de chá cheia = 36g
- 1 xícara de chá rasa = 25g

CHICLETE

- 1 unidade = 4g

Chocolate

- 1 pedaço pequeno = 1 barra pequena = 1 pequeno (trufa) = 30g
- 1 dente = 1 quadrado = 5g

Chocolate Nucita®

- 1 potinho = 20g

Chuchu cozido

- 1 colher de sobremesa cozida = 1/2 colher de sopa rasa = 7g

Churrasco (frango, boi, misto, coração de frango, porco)

- 2 espetos médios = 200g
- 1 prato raso cheio = 300g

Coalhada

- 1 prato raso cheio = 4 potes de iogurtes de 200mL
- 1 colher de sopa = 20mL
- 1 colher de sobremesa = 15mL
- 1 colher de café = 5mL

Cocada

- 1 pequena = 2/3 da média = 47g

Coco

- Água de 1 coco = 300 mL
- 1 garrafa pequena de água de coco = 200mL
- 1 saco de dindin (sacolé) de água de coco = 60mL
- 1 pedaço pequeno da polpa do coco seco = 15g
- 1 colher de sopa de polpa do coco verde = 15g

Couve-flor

- Pequena = 82g
- Média = 318g

- Grande = 612g
- 2 flores de couve-flor média = 60g
- 1 colher de servir = 2 colheres de sopa = 50g

CREME DE CHOCOLATE

- 1 colher sopa rasa = 18g

CREME DE GALINHA

- 1 caneca cheia = 3 colheres de servir cheias = 228g

CREME DE LEITE

- 1 colher de chá cheia = 1/4 de colher de sopa rasa = 4g
- 1 colher de sobremesa cheia = 1 colher de sopa rasa = 15g

CUSCUZ DE MILHO

- 1 colher de servir cheia = 40g
- 1 colher de servir rasa = 20g
- 1 colher de sopa cheia = 20g
- 1 colher de sopa rasa = 10g
- 1 concha cheia = 100g
- 1 fatia média = 1 pedaço médio = 1 tigela pequena = 135g
- 1 pires = 1 fatia pequena = 70g
- 1 prato de sobremesa cheio = 100g
- 1 prato fundo = 1 fatia média = 135g
- 1 xícara de chá cheia = 100g
- Cuscuz padrão = 600g
- Cuscuz paulistinha em forma de cone = 135g

DOCES

- 1 barra = 30g
- 1 copinho cheio de doce = 1 colher de sopa cheia
- 1 facada = 1/2 colher de sopa cheia
- 1 mariola = 20g
- 1 lata pequena de goiabada = 2 colheres de sopa cheias = 100g

DOCE DE BANANA

- 1 colher de café cheia = 8g
- 1 copo pequeno cheio = 186g

DOCE DE LEITE

- 1 pedaço pequeno = 30g
- 1 pedaço médio = 1 porção média = 50g
- 1 taça de sobremesa rasa = 98g
- 1 taça de sobremesa bem servida = 137g
- 1 unidade pequena = 20g
- 1 xícara de café = 85g
- 1 xícara de chá cheia = 1 copo pequeno = 220g

DOCINHO

- (de festas, dentre outros) = 10g

ERVILHA EM LATA

- 1 concha média = 1 colher de servir = 38g

ESPINAFRE COZIDO

- 1 colher de chá = 5g
- 1 colher de sopa cheia = 26g
- 1 pegada média = 3 colheres de sopa cheias = 78g

FARINHA DE MANDIOCA

- 1 colher de café cheia = 5g
- 1 xícara de chá cheia = 112g
- 1 xícara de chá rasa = 104g

FARINHA LÁCTEA

- 1 colher de chá rasa = 5g
- 1 colher de sobremesa cheia = 10g
- 1 colher de sopa rasa = 10g

FAROFA COM SARDINHA OU LINGUIÇA OU OVO OU SIMILAR

- 1 colher de servir cheia = 45g
- 1 colher de sopa cheia = 15g
- 1 concha média cheia = 90g

FAROFA DE SOJA

- 3 colheres de sopa cheias (1/3 de soja e 2/3 de farinha) = 45g total

FEIJÃO

- 1 colher de servir rasa = 30g
- 2 colheres de servir = 1/2 concha média = 50g
- 1 colher de sobremesa cheia = 1/2 colher de sopa cheia
- 1 colher de sopa rasa = 12g
- 1 concha grande cheia = 200g
- 1 escumadeira média = 1 concha média
- 1 prato fundo cheio = 6 colheres de servir cheias = 210g
- Pouca quantidade = 1 colher de sopa cheia = 17g

FEIJÃO COM LEGUMES

- 1 concha média cheia = 140g
- 1 concha média rasa = 110g

FEIJOADA CASEIRA

- 3 colheres de servir cheias = 1 concha média cheia = 225g
- 1 colher de sopa cheia = 25g
- 1 concha pequena cheia = 104g
- 1 concha pequena rasa = 63g
- 1 concha média rasa = 135g
- 1 concha grande cheia = 360g
- 1 prato fundo cheio = 675g

FÍGADO

- 1 pedaço pequeno = 1 bife pequeno = 80g

- 1 pedaço médio = 1 bife médio = 100g
- 1 concha cheia = 100g

FILÉ TRINCHADO

- 1 porção = 250g

FRANGO

- 1 frango pequeno = 703g
- 1 pedaço pequeno de peito = 1/2 de peito pequeno = 70g
- 1 pedaço médio de peito = 1/2 de peito médio = 90g
- 1 pedaço grande de peito = 1/2 de peito grande = 135g
- 1 pé = 10g
- 1 pescoço médio = 10g

FRANGO DESFIADO

- 1 colher de servir cheia = 80g
- 1 colher de servir rasa = 70g
- 1 colher de sopa cheia = 20g
- Pequena quantidade = 40g

FRUTA SECA

- 1 unidade = 30g

GELATINA

- 1 colher de servir cheia = 50g
- 1 colher de sobremesa =13g
- 1 colher de sopa cheia = 25g
- 1 copo duralex cheio = 175g
- 1 copo pequeno = 1 xícara de chá = 1 unidade comercial = 110g

GELATINA JELLY'S®

- 1 unidade = gelatina comum = 110g

GELEIA

🔹 1 garfo = 1/2 colher de sopa rasa = 13g

GELEIA DE MOCOTÓ

🔹 1 colher de sobremesa cheia = 1 colher de sopa rasa = 25g

GERGELIM

🔹 1 colher de sobremesa nivelada = 5g
🔹 1 colher de sopa cheia = 15g
🔹 1 colher de sopa rasa = 10g

GOIABA

🔹 1 unidade pequena = 115g

GRANOLA

🔹 1 colher de sopa cheia = 13g
🔹 1 colher de sopa rasa = 7g

GRAVIOLA

🔹 1 fatia = 1/5 da graviola = 114g
🔹 1 unidade = 570g

IOGURTE

🔹 1 colher de sopa cheia = 20g
🔹 1 copo pequeno = 140mL
🔹 1 saco pequeno = 200mL
🔹 1 unidade pequena = 140mL
🔹 1 unidade grande = 200mL
🔹 Iogurte desnatado (Nestlé®) = 185g
🔹 Iogurte natural (Nestlé®) = 200g

KALZONE®

🔹 Integral de brócolis com queijo ricota e cenoura = 180g
🔹 Frango catupiry = 200g

Leite condensado

- 1 copo pequeno = 1/2 lata = 180g
- 1 xícara de chá = 2/3 lata = 262g

Leite de soja

- 1 colher de sopa cheia = 16g

Leite em pó

- 1 garfo = 1 colher de sobremesa cheia = 9g
- 1 colher de café = 2g
- 1 colher de chá = 4,5g
- 1 colher de sobremesa = 9g

Leite Moça Fiesta®

- 1 colher de sobremesa rasa = 15g

Limão

- Médio = 10g
- Grande = 45g

Linguiça

- 1 rodela = 1 pedaço pequeno = 1 fatia = 10g
- 1 unidade pequena = gomo = 60g
- 1 concha rente = 72g

Linguiça toscana

- 1 unidade = 1 gomo = 60g

Linhaça

- 1 colher de sopa cheia = 15g
- 1 colher de sobremesa cheia = 10g
- 1 colher de sobremesa rasa = 6g
- 1 colher de sopa nivelada = 7g
- 1 colher de sopa rasa = 10g

MACARRÃO

- ▲ 1 concha cheia = 110g
- ▲ 1 garfada = 30g
- ▲ 1 concha pequena = 60g
- ▲ 1 colher de sobremesa = 1/2 colher de sopa cheia = 13g
- ▲ 1 pegada pequena = 55g
- ▲ 1 pegada média = 110g
- ▲ 1 pegada grande = 164g

MACARRÃO NISSIN MIOJO®

- ▲ Macarrão = 85g
- ▲ Tempero = 5g

MACARRONADA

- ▲ 1 colher de sopa = 25g

MACAXEIRA COZIDA

- ▲ 1 unidade pequena = 1 unidade pequena de inhame = 85g
- ▲ 1 pedaço pequeno = 15g
- ▲ 1 pedaço médio = 25g
- ▲ 1 pedaço grande = 40g

MACAXEIRA FRITA

- ▲ 1 concha = 3 colheres de sopa = 51g
- ▲ 1 fatia média = 1/2 pedaço médio = 1 pedaço pequeno = 15g

MAMÃO

- ▲ 1 fatia de 4 dedos de espessura = 1 fatia grossa = 1 fatia grande = 290g
- ▲ 1 prato de sobremesa = 1 fatia média = 170g

MANGA

- ▲ 1 coité média = 300g
- ▲ 1 espada pequena = 2 itamaracás = 60g

Manteiga

▸ 1 ponta de faca = média quantidade para o pão francês = 10g

Mão de vaca/Rabada

▸ 1 prato cheio = 2 pedaços grandes = 180g

Margarina

▸ 1 colher de chá rasa = 1 colher de café cheia = 4g
▸ Ponta de faca = 2,5g
▸ Ponta de colher = 10g
▸ Pouca quantidade = 5g
▸ Média quantidade = 10g
▸ Muita quantidade = 22g

Maxixe

▸ 1 pedaço médio = 10g
▸ 1 unidade pequena = 15g

Melancia

▸ 1 fatia média = 200g
▸ 1 fatia grossa = 1 fatia grande = 370g
▸ 1/4 unidade média = 1 fatia média = 200g

Melão

▸ 1 pedaço pequeno = fatia pequena = 70g

Milho

▸ 1 espiga grande = 100g
▸ 1 espiga média = 75g
▸ 1 espiga pequena = 50g

Minipizza

▸ 1 unidade = 80g

MORANGO

🔺 1 colher de sopa = 1 pequeno = 7g

MORTADELA

🔺 1 colher de sobremesa cheia = 1/2 fatia = 8g
🔺 1 rodela pequena = 10g
🔺 1 rodela média = 1 fatia média = 15g
🔺 1 rodela grande = 25g

MOSTARDA

🔺 1 colher de chá cheia = 1/2 colher de sobremesa cheia = 7,5g

MOUSSE DE MARACUJÁ

🔺 1 copo pequeno = 1 porção = 1 xícara de chá = 1 taça média = 100g

MUNGUNZÁ DOCE

🔺 1 copo americano cheio = 200g

MURICI

🔺 1 unidade média = 6g

OSSOBUCO

🔺 1 unidade com osso = 200g (80% de carne) = 160g

OVO DE PÁSCOA

🔺 Nº 15 = 275g

PAÇOCA (CARNE DE SOL DESFIADA FRITA E FARINHA DE MANDIOCA)

🔺 1 caneca média cheia = 113g
🔺 1 colher de servir cheia = 37g
🔺 1 colher de servir rasa = 21g
🔺 1 colher de sopa cheia = 20g
🔺 1 colher de sopa rasa = 12g

- 1 concha média cheia = 102g
- 1 concha média rasa = 64g
- 1 escumadeira cheia = 57g
- 1 escumadeira rasa = 37g

PAMONHA

- 1 rodela fina = 1 fatia pequena = 23g

PANELADA

- 1 colher de servir cheia = 70g
- 1 prato raso = 210g
- 1 concha grande cheia = 140g
- 1 prato fundo = 280g

PÃO AMOR E PÃO DE COCO

- 1 fatia fina = pedaço pequeno = 50g
- 1 fatia média = 60g
- 1 fatia grossa = 80g

PÃO ÁRABE

- Pequeno = 40g
- Médio = 60g

PÃO BENGALA

- 1 pedaço de 4 dedos = 30g
- 1 pedaço de 6 dedos = 50g

PÃO CARIOQUINHA (FRANCÊS)

- 1 unidade convencional = 50g
- 1 unidade convencional sem miolo = 30g
- 1 unidade mini = 35g
- 1 bico de pão = 12,5g

PÃO D'ÁGUA
- 1 bico do pão = 20g
- 1 unidade = 160g

PÃO DE FORNO RECHEADO (MISTO)
- 1 unidade = 100g

PÃO DOCE
- 1 pedaço médio = 50g

PÃO *HOT*-DOG
- 1 unidade = 1 pão francês = 50g

PÃO RECHEADO (DE PADARIA)
- 1 pedaço grande = 200g

PASTEL
- 1 pastel misto grande = 1 pastel grande de queijo = 40g

PEIXE CARÁ/TILÁPIA
- Pequeno = 150g
- Médio = 200g
- Grande = 250g
- 1 pedaço médio = 75g
- 1 cabeça = 1/4 do peixe pequeno = 38g

PEIXE PARGO
- Médio = 700g

PEPINO
- 1 colher de sopa picada = 18g
- 1 fatia média = 5g
- 1 pedaço pequeno = 18g

Piabinha
- (peixe) = 5g

Picanha
- Pequena = 583g

Pipoca
- 1 bacia pequena = 60g
- 1 bacia média = 75g
- 1 copo pequeno = 15g
- 1 manteigueira = 1 copo de requeijão = 30g
- 1/3 de panela média = 50g
- 1 prato de sobremesa = 20g
- 1 prato de sopa = 25g
- 1 punhado = 1 mão cheia = 10g
- 1 saco pequeno = 15g
- 1 saco médio = 20g
- 1 saco grande = 25g
- 500g de milho cru = 250g de pipoca pronta

"Pipoca de isopor"
- 1 saco pequeno (amarelo) = 10g

Pirulito
- 1 unidade = 6g

Pitomba
- 1 unidade = 5g

Pó para preparo de mingau de milho, canjica/curau
- 1 colher de sopa cheia = 16g
- 1 colher de sopa rasa = 9g

Polpa de fruta

- 1 pacotinho = 1 polpa = 1 polpa pequena = 1 polpa fina = 1 polpa padrão = 100g

Presuntada

- 1 fatia = 1 colher de sopa = 15g

Presunto

- 1 fatia fina = 15g
- 1 fatia grande = 25g

Pudim

- 1 pote pequeno = 120g (tipo Danete®)

Purê

- 1 colher de sopa rasa = 1 colher de sobremesa cheia = 25g

Quebra-queixo/doce com coco

- 1 unidade = 30g (70% de açúcar)

Queijo coalho

- 1 fatia pequena = 28g
- 1 fatia média = 43g
- 1 fatia grande = 58g
- 1 pedaço pequeno dentro do baião de dois = 10g
- 1 pedaço médio dentro do baião de dois = 15g
- 1 pedaço grande dentro do baião de dois = 20g

Queijo muçarela

- 1 fatia grande = 30g
- 1 fatia pequena = fatia fina = 1/2 fatia grande = 15g

QUIABO

- Peso médio = 11g
- 1 unidade pequena = 8g

REFRIGERANTE

- 1 caçulinha = 180mL
- 1 garrafa = 290mL
- 1 lata = 350mL
- 1 taça = 150mL

REPOLHO CRU

- 1 colher de sobremesa cheia = 1 colher de sopa rasa = 5g
- Pequeno = 363g
- Médio = 869g
- Grande = 1.026g

REQUEIJÃO

- 1 colher de café cheia = 1/4 colher de sopa rasa = 4g
- 1 colher de sobremesa cheia = 1 colher de sopa rasa = 15g
- 1 ponta de faca = 7g
- Pouca quantidade = pequena quantidade em pão francês = 14g
- Média quantidade = 22g

SALADAS DE FRUTA

- 1 copo descartável médio cheio = 1 copo pequeno cheio = 150g
- 1 copo descartável grande cheio = 1 copo duplo cheio = 210g
- 1 tigela de sobremesa cheia = 134g
- 1 xícara de chá cheia = 168g

SALADAS DE LEGUMES/VERDURAS (CRUAS E COZIDAS)

- *Saladas com coentro e cebolinha: considerar 5g de cada*

■ *Salada de cebola, tomate e pimentão: considerar 2 partes de tomate para 1 de cebola*
  ▲ Cebola e pimentão em saladas: considerar meia parte
  ▲ (ex.: 90g de salada dividida por 3 ingredientes é igual a 30g)
  ▲ Tomate: 2 partes = 60g
  ▲ Cebola: 0,5 parte = 15g
  ▲ Pimentão: 0,5 parte = 15g

■ *Salada cozida*
  ▲ 1 prato raso cheio = 3 colheres de servir cheias = 165g
  ▲ Muito/à vontade = 320g

■ *Salada crua*
  ▲ À vontade/muito = 160g
  ▲ 1 prato de sobremesa cheio = 60g
  ▲ 1 prato comum (raso) cheio = 120g
  ▲ 1 prato fundo cheio = considerar muita = 160g

■ *Salada de legumes (batata, cenoura, chuchu)*
  ▲ 1 concha cheia = 125g

■ *Salada de verduras e frutas*
  ▲ 1 prato de almoço cheio = 230g
  ▲ 1 pedaço de manga dentro da salada = 1/4 manga pequena = 15g
  ▲ 1 pedaço de melão ou mamão dentro da salada = 1/2 fatia pequena

■ *Salada de abacaxi, alface e passas*
  ▲ 1 colher de servir cheia = 34g
  ▲ 1 colher de servir rasa = 22g
  ▲ 1 colher de sopa cheia = 16g
  ▲ 1 colher de sopa rasa = 10g
  ▲ 1 escumadeira cheia = 44g
  ▲ 1 escumadeira rasa = 23g
  ▲ 1 pegada pequena = 19g
  ▲ 1 pegada média = 28g
  ▲ 1 pegada grande = 36g
  ▲ 1 prato de sobremesa cheio = 87g

Considerar o mesmo peso para as saladas de:
- Abacaxi, alface, passas e pepino
- Abacaxi, alface e tomate
- Alface, cenoura e pepino

■ **Salada de abacaxi, alface, repolho e tomate**
- 1 colher de servir cheia = 23g
- 1 colher de servir rasa = 12g
- 1 colher de sopa cheia = 15g
- 1 colher de sopa rasa = 9g
- 1 escumadeira cheia = 36g
- 1 escumadeira rasa = 15g
- 1 pegada pequena = 16g
- 1 pegada média = 25g
- 1 pegada grande = 38g
- 1 prato de sobremesa cheio = 108g

Considerar o mesmo peso para as saladas de:
- Abacaxi, repolho e tomate
- Alface, palmito e repolho

■ **Salada de abacaxi, beterraba, cenoura, manga e passas**
- 1 colher de servir cheia = 30g
- 1 colher de servir rasa = 18g
- 1 colher de sopa cheia = 18g
- 1 colher de sopa rasa = 11g
- 1 escumadeira cheia = 41g
- 1 escumadeira rasa = 26g
- 1 pegada pequena = 20g
- 1 pegada média = 26g
- 1 pegada grande = 41g
- 1 prato de sobremesa cheio = 90g

■ **Salada de abobrinha, batata palha e presunto**
- 1 colher de servir cheia = 30g
- 1 colher de servir rasa = 20g
- 1 colher de sopa cheia = 14g
- 1 colher de sopa rasa = 8g

- 1 escumadeira cheia = 43g
- 1 escumadeira rasa = 24g
- 1 pegada pequena = 14g
- 1 pegada média = 29g
- 1 pegada grande = 40g

■ *Salada de acelga, alface, beterraba e cenoura*

- 1 colher de servir cheia = 11g
- 1 colher de servir rasa = 6g
- 1 colher de sopa cheia = 9g
- 1 colher de sopa rasa = 5g
- 1 escumadeira cheia = 15g
- 1 escumadeira rasa = 11g
- 1 pegada pequena = 11g
- 1 pegada média = 23g
- 1 pegada grande = 34g
- 1 prato de sobremesa cheio = 75g

■ *Salada de acelga, cenoura e repolho*

- 1 colher de servir cheia = 17g
- 1 colher de servir rasa = 8g
- 1 colher de sopa cheia = 10g
- 1 colher de sopa rasa = 5g
- 1 escumadeira cheia = 30g
- 1 escumadeira rasa = 16g
- 1 pegada pequena = 8g
- 1 pegada média = 15g
- 1 pegada grande = 28g
- 1 prato de sobremesa cheio = 69g
  Considerar o mesmo peso para as saladas de:
- Acelga, manga e pepino
- Acelga e manga

■ *Salada de alface, batata e cenoura com maionese*

- 1 colher de servir cheia = 62g
- 1 colher de servir rasa = 33g

- 1 colher de sopa cheia = 33g
- 1 colher de sopa rasa = 19g
- 1 escumadeira cheia = 66g
- 1 escumadeira rasa = 40g
- 1 pegada pequena = 30g
- 1 pegada média = 50g
- 1 pegada grande = 65g
- 1 prato de sobremesa cheio = 60g
- ■ *Salada de alface, batata palha e tomate*
- 1 colher de servir cheia = 24g
- 1 colher de servir rasa = 12g
- 1 colher de sopa cheia = 18g
- 1 colher de sopa rasa = 8g
- 1 escumadeira cheia = 22g
- 1 escumadeira rasa = 16g
- 1 pegada pequena = 12g
- 1 pegada média = 19g
- 1 pegada grande = 30g
- 1 prato de sobremesa cheio = 77g
- ■ *Salada de alface, cebola, cenoura, passas, repolho e tomate*
- 1 colher de servir cheia = 28g
- 1 colher de servir rasa = 12g
- 1 colher de sopa cheia = 16g
- 1 colher de sopa rasa = 7g
- 1 escumadeira cheia = 44g
- 1 escumadeira rasa = 27g
- 1 pegada pequena = 15g
- 1 pegada média = 31g
- 1 pegada grande = 58g
- 1 prato de sobremesa cheio = 105g
  - *Considerar o mesmo peso para as saladas de:*
- Azeitona, batata, cenoura, milho verde, passas e vagem
- Obs.: cebola e passas juntas: 1 parte
- 0,5 parte para cada

■ **Salada de alface, manga e tomate**
- 1 colher de servir cheia = 34g
- 1 colher de servir rasa = 24g
- 1 colher de sopa cheia = 18g
- 1 colher de sopa rasa = 11g
- 1 escumadeira cheia = 44g
- 1 escumadeira rasa = 28g
- 1 pegada pequena = 18g
- 1 pegada média = 26g
- 1 pegada grande = 32g
- 1 prato de jantar cheio = 171g
- 1 prato de sobremesa cheio = 105g
  Considerar o mesmo peso para as saladas de:
- Acelga, cenoura e manga

■ **Salada de alface e tomate**
- 1 colher de servir cheia = 19g
- 1 colher de servir rasa = 10g
- 1 colher de sopa cheia = 9g
- 1 colher de sopa rasa = 6g
- 1 escumadeira cheia = 16g
- 1 escumadeira rasa = 10g
- 1 pegada pequena = 9g
- 1 pegada média = 17g
- 1 pegada grande = 27g
- 1 prato de sobremesa cheio = 70g
  Considerar o mesmo peso para as saladas de:
- Acelga e tomate
- Alface e cenoura
- Alface e couve-flor
- Alface e espinafre
- Alface, pepino e tomate

■ **Salada de ameixa, beterraba e cenoura**
- 1 colher de servir cheia = 34g
- 1 colher de servir rasa = 22g

- 1 colher de sopa cheia = 16g
- 1 colher de sopa rasa = 9g
- 1 escumadeira cheia = 43g
- 1 escumadeira rasa = 29g
- 1 pegada pequena = 22g
- 1 pegada média = 28g
- 1 pegada grande = 43g
- 1 prato de sobremesa cheio = 88g

■ *Salada de azeitona, cenoura, milho verde, passas e vagem*
- 1 colher de servir cheia = 43g
- 1 colher de servir rasa = 25g
- 1 colher de sopa cheia = 24g
- 1 colher de sopa rasa = 10g
- 1 escumadeira cheia = 54g
- 1 escumadeira rasa = 35g
- 1 pegada pequena = 21g
- 1 pegada média = 34g
- 1 pegada grande = 42g
- 1 prato de sobremesa cheio = 143g
  Considerar o mesmo peso para as saladas de:
- Azeitona, batata, cenoura, milho verde, passas e vagem

■ *Salada de beterraba e cenoura cozidas*
- 1 colher de servir cheia = 43g
- 1 colher de servir rasa = 30g
- 1 colher de sopa cheia = 22g
- 1 colher de sopa rasa = 13g
- 1 escumadeira cheia = 62g
- 1 escumadeira rasa = 40g
- 1 pegada pequena = 22g
- 1 pegada média = 30g
- 1 pegada grande = 46g
- 1 prato de sobremesa cheio = 163g

■ *Salada de beterraba e cenoura cruas*
- 1 colher de servir cheia = 26g

- 1 colher de servir rasa = 14g
- 1 colher de sopa cheia = 14g
- 1 colher de sopa rasa = 7g
- 1 escumadeira cheia = 37g
- 1 escumadeira rasa = 22g
- 1 pegada pequena = 16g
- 1 pegada média = 22g
- 1 pegada grande = 37g
- 1 prato de sobremesa cheio = 86g

■ *Salada de cenoura, repolho e tomate*
- 1 colher de servir cheia = 29g
- 1 colher de servir rasa = 13g
- 1 colher de sopa cheia = 14g
- 1 colher de sopa rasa = 8g
- 1 escumadeira cheia = 52g
- 1 escumadeira rasa = 24g
- 1 prato de sobremesa cheio = 100g
  Considerar o mesmo peso para as saladas de:
- Alface, cenoura e tomate
- Alface, cenoura, pepino e tomate
- Beterraba, cenoura, passas e repolho
- Cenoura, maçã e repolho
- Cenoura, passas, pimentão e repolho

SALGADINHO DE ANIVERSÁRIO
- Média quantidade = 10 unidades = 120g

SALGADO DE LANCHE
- Pequeno = 25g
- Médio = 50g
- Grande = 110g

SALSICHA
- 1 colher de sopa = 15g

- 1 rodela = 5g
- 1 unidade grande = 50g

SALSICHA COM MOLHO

- 1 colher de servir rasa = 2 colheres de sopa cheias = 60g
- (50g de salsicha + 10g de molho)

SAPOTI

- 1 unidade pequena = 50g
- 1 unidade média = 76g
- 1 unidade grande = 100g

SARDINHA

- 1 colher de sobremesa cheia = 1/3 unidade pequena = 4g
- 1 pedaço pequeno = 1/2 unidade média em conserva = 17g

SARDINHA COM OVOS

- 1 colher de sopa cheia = 30g

SERIGUELA

- 1 unidade média = 12g

SOJA (PROTEÍNA TEXTURIZADA)

- 1 colher de servir cheia = 18g
- 1 colher de servir rasa = 10g
- 1 colher de sopa cheia = 9g
- 1 colher de sopa rasa = 5g

SOPA

- 1 concha média cheia = 160g
- 1 prato fundo cheio = 480g
- 1 prato raso cheio = 320g

SOPA COM CARNE MOÍDA

- 1 colher de servir = 1/2 concha pequena = 30g

SORVETE

- 1 bola pequena = 60g
- 1 bola média = 80g
- 1 colher de sobremesa cheia = 30g
- 1 copo pequeno cheio = 1 xícara de chá cheia = 100g
- 1 potinho = 100g
- 1 prato de sobremesa = 4 bolas médias = 320g
- 1 taça cheia = 160g
- 1 taça rasa = 120g

SUSHI

- 1 unidade = 25g

TAPIOCA

- Pequena = 50g
- Média = 70g
- Grande = 100g
- 1 pedaço médio = 35g
- Tamanho do fundo do prato = tamanho médio = 70g
- Tapioca completa (com leite e leite de coco) = 90g
- Tapioca com leite de coco e nata = 90g

TOMATE

- Rodela = fatia
- 1 colher de sobremesa cheia = 8g
- 1 colher de sopa cheia em cubos = 16g
- 1 fatia fina = 1 fatia pequena = 10g
- 1 pedaço pequeno = 1 fatia pequena = 10g
- 1 pedaço médio = 1/2 tomate médio = 50g

TORRESMO OU TOUCINHO

- 1 colher de sopa cheia = 15g

TORTA DE CEBOLA
- 1 colher de sopa rasa = 45g
- 1 fatia média = 100g

TORTA DE FRANGO
- 1 colher de sopa cheia = 50g
- 1 fatia pequena = 75g
- 1 fatia média = 110g
- 1 fatia grande = 200g

UVA
- 1 copo médio cheio = 15 unidades médias = 120g

VATAPÁ
- 1 colher de servir cheia = 86g
- 1 colher de sopa cheia = 46g
- 1 concha cheia = 150g
- 1 prato de sobremesa = 258g

XILITOS (SALGADINHOS DE PACOTE, SABOR MILHO, QUEIJO OU OUTROS)
- 1 saco grande = 50g

YAKULT®
- 1 unidade = 80g

INGREDIENTES E/OU PERCENTUAIS DE CONCENTRAÇÃO DE ALGUMAS PREPARAÇÕES

AÇÚCAR DO CAFÉ
- Normal e pouco doce = 10%
- Bem doce = 15%

AÇÚCAR DOS SUCOS DE FRUTAS

- Suco ácido e pouco doce: 10%
- Suco ácido e bem doce: 20%
- Exceto: laranja, tangerina – Normal ou pouco doce: 10%
- Muito doce: 15%
- Sucos ácidos = abacaxi, acerola, cajá, caju, laranja, limão, tamarindo, tangerina, tomate
- Suco não ácido: 10%
- Suco não ácido e bem doce: 15%
- Suco ácido: 15%

ARROZ COM CARNE E QUEIJO

- Arroz: 70%
- Carne: 20%
- Queijo: 10%

ARROZ COM CENOURA OU BRÓCOLIS OU SIMILAR

- Arroz: 90%
- Cenoura ou brócolis ou similar: 10%

ARROZ COM LEITE

- Arroz: 1/3
- Leite: 2/3

ARROZ MARIA ISABEL

- Arroz: 70%
- Carne: 30%

BRUACA (UNIDADE)

- Açúcar: 36g
- Farinha de trigo: 15g
- Leite: 19mL
- Margarina: 2g
- Ovo: 12,5g

Caldo de caridade

- Farinha: 20%
- Margarina: 1 colher de chá para 240mL

Caldo de carne com legumes (tipo batata, cenoura etc.)

- Carne: 20%
- Legumes: 15%

Caldo de carne, peixe ou frango

- Carne: 20%
- Farinha de trigo: 5%

Caldo de galinha

- Normal: 45%
- Grosso: 50%

Caldo de ossada de carne

- Carne gorda: 11,6%
- Osso com muita carne: 30%

Caldo de ovos (para 180mL)

- Farinha de mandioca: 3 colheres de sopa (48g)
- Margarina: 1/2 colher de sopa (16g)
- Ovo: 1 unidade (50g)

Camarão ao Catupiry®

- 1 colher de servir cheia: 45g (35g de camarão, 10g de molho)

Canjica de milho verde

- Açúcar: 10%
- Leite: 30%
- Milho: 60%

CARNE BOVINA COZIDA COM LEGUMES

◣ Legumes: 30%, o restante de carne

CARNE MOÍDA COM LEGUMES

◣ 1 colher de servir cheia = 60g (80% de carne, 20% de legumes)

CARNE MOÍDA COM PURÊ (DELÍCIA DE CARNE MOÍDA)

◣ 1 colher de sopa cheia = 45g (33% de carne moída, 67% de purê)

CHOCOLATE QUENTE

◣ Açúcar: 10%
◣ Chocolate em pó: 15%
◣ Leite: 75%

FAROFA COM SARDINHA OU LINGUIÇA OU OVO OU SIMILAR

◣ Farinha: 90%
◣ Sardinha ou linguiça ou similar: 10%

FAROFA DE CUSCUZ COM CARNE

◣ Carne: 30%

FEIJÃO COM LEGUMES

◣ Ingredientes: linguiça, batata, cenoura e chuchu
◣ Feijão: 50%
◣ Demais ingredientes: 50% com distribuição equitativa

KI-SUCO®

◣ Açúcar: 15%

LEITE COM NESCAU®

◣ Achocolatado: 10%

LEITE EM PÓ

◣ Pó: 15%

MACARRONADA

- Macarrão: 80g
- Carne moída: 20g
- Margarina: 10g

MINGAU

- Açúcar = 10%
- Espesso = 10%
- Fino = 7%
- Papa = 15%

MOUSSE DE FRUTA

- 1 xícara de leite
- 1 xícara de leite condensado
- 1 xícara de fruta

MUNGUNZÁ DOCE

- Açúcar: 10%
- Leite de coco: 15%
- Milho: 75%

NESCAU® EM VITAMINA: 10%

OMELETE DE FRANGO

- Frango: 50%
- Ovo: 50%

PÃO RECHEADO (DE PADARIA)

- Recheio: 30%

PAÇOCA (CARNE DE SOL DESFIADA E FRITA COM FARINHA DE MANDIOCA)

- Carne: 30%
- Farinha de mandioca: 70%

PIRÃO

- Caldo: 70%
- Farinha: 30%

PÓ DE GUARANÁ (COPO 240mL)

- Açúcar: 8,5%
- Pó: 2,5%

SALADA DE FRUTA ADOÇADA

- Açúcar: 10%

SALADA CRUA

- Maionese: 10%

SALADA DE HORTALIÇAS

- Dividir os componentes equitativamente. Se tiver passas, 1/4 da quantidade será de passas e os 3/4 restantes serão divididos igualmente entre os outros componentes. Se tiver cebola e passas, 1/4 para os dois.

SARDINHA COM OVOS

- Ovo: 50%
- Sardinha: 50%

SOPA

- Sopa grossa: 50% de ingredientes sólidos
- Sopa normal: 40% de ingredientes sólidos
- Considerar 25g para todas as massas ou amiláceos equitativamente (ex.: somente arroz, usar 25g; arroz e macarrão, usar 12,5g de cada um)
- Verdura/legume e carne: divisão equitativa
  Exceção: maxixe e quiabo, considere 0,5 parte para cada
- Ingrediente referido em maior proporção: considerar o dobro dos outros

- Quando o dado disponível for apenas sopa de frango ou de carne, acrescentar arroz ou macarrão, batata, cenoura e chuchu
- Sopa de feijão
  Água: 10%
  Feijão: 80%
  Macarrão e carne: 5% cada
  Somente macarrão ou carne: 10%

SUCOS (DILUIÇÃO)

- Abacaxi, melancia ou tomate: 50%
- Acerola ou goiaba: 30%
- Cajá ou seriguela: 33%
- Caju, graviola, manga, mangaba, maracujá, murici, pêssego ou sapoti: 20%
- Limão ou tamarindo: 15%
- Tangerina: 95%
- Suco artificial (Tang®): 1 pacote de 35g faz 1 litro de suco
- Suco com leite: 50%
- Suco de azeitona: considerar 15g de azeitona (fruta fresca)
- Suco de laranja (não puro, com água): 50% de água
- Suco de 1 laranja: 1/2 copo pequeno cheio = 82g
- Suco de pó de guaraná: 2,5% de guaraná

SUCO DE PÓ DE GUARANÁ

- Açúcar: 8,5%
- Amendoim:1%
- Castanha: 1%
- Pó de guaraná: 2,5%

VITAMINA DE FRUTAS

- Abacate
  - Abacate: 20%
  - Açúcar: 10%
  - Leite: 70%

- Banana
  - Açúcar: 10%
  - Banana: 25%
  - Leite: 65%
- Mamão, melão, acerola, manga ou goiaba
  - Açúcar: 10%
  - Fruta: 30%
  - Leite: 60%

MEDIDAS DE ALGUNS UTENSÍLIOS

COPO

- Alumínio grande = 380mL
- Alumínio 380mL faltando 2 dedos para encher = 220mL
- Alumínio 380mL ao meio = 150mL
- Duralex® médio = 180mL
- Duralex® grande = 240mL
- Descartável:
  - Pequeno = 150mL
  - Médio = 180mL
  - Grande = 240mL
- De uísque = 240mL
- Plástico Tupperware® cheio = 250mL

XÍCARA

- Chá de porcelana *Schimdt®* = 200mL
- Chá de porcelana *Schimdt®* faltando 1 dedo para encher = 180mL
- Chá Duralex® (cor marrom/âmbar):
  - Normal ou acima da metade = 120mL
  - Cheia = 150mL
  - Quase cheia = 140mL
- Café Duralex® = 60mL
- Xícara = xícara média = 180mL (quando o entrevistado referir apenas xícara)

CAPÍTULO 4
Fundamentos de Bioestatística

Francisco José Maia Pinto
Emanuel Diego dos Santos Penha
Nadia Tavares Soares

A difusão facilitada de pacotes estatísticos tem permitido aos pesquisadores a realização de análises estatísticas de dados com pouca ou nenhuma dependência de profissionais especializados. Na produção em saúde, isso tem levado à ocorrência de alguns casos de negligência sobre teorias básicas e indispensáveis à interpretação dos resultados.

No campo da nutrição, é vasto o uso da estatística. Dela dependem a qualidade e a validade de diversos estudos realizados por universidades e instituições de estudo e pesquisa.

Este capítulo visa descrever alguns fundamentos da estatística aplicados em estudos sobre análise da prevalência da inadequação do consumo alimentar, que compreende a parte descritiva, noções de amostragem, conceitos de normalidade e testes de comparação de médias entre grupos (ANOVA).

AMOSTRAGEM

A amostragem envolve conceitos como população (universo) e amostra. A população consiste em um conjunto de tamanho delimitado ou não, que apresenta determinada característica. A amostragem é selecionada com base nos objetivos da pesquisa e objeto de estudo.

Quando a pesquisa inclui todos os indivíduos da população, fica caracterizado o censo, o qual confere precisão em relação à informação coletada. Nas pesquisas acadêmicas, o censo é utilizado quando a população é pequena (N<200). Por outro lado, quando a população é numerosa ou indeterminada, pode ser impraticável, tanto em termos econômicos como temporais, obter dados de todos os elementos. Nesse caso, selecionamos os dados por amostragem probabilística, de modo que seja possível afirmar, com algum grau de erro aceitável, algo pertinente ao todo da população.

Quando a amostragem probabilística não pode ser realizada em razão das limitações de recursos, pode ser estabelecida por conveniência do pesquisador. No entanto, a probabilística é considerada padrão--ouro nos estudos científicos.

Para definição do tamanho mínimo de uma amostra probabilística é necessário considerar os objetivos do estudo, o protocolo de coleta dos dados e informações de estudos científicos anteriores, realizados com a mesma população ou com outra com característica semelhante[1]. Existem fórmulas que possibilitam o cálculo da amostra e que exigem certos parâmetros das variáveis em estudo e da população. Caso não estejam disponíveis, deve-se fazer um teste-piloto com pelo menos 30 observações, para obtenção de tais informações.

Além disso, é fundamental que sejam explicitadas as hipóteses ou problematização, questionamentos ou pressupostos, e que se conheçam, *a priori*, a *população* e as *principais variáveis* do estudo. Além disso, devem ser observados os critérios de inclusão e exclusão, como geográficos, socioeconômicos e culturais, dentre outros.

Na aplicação desses princípios, discutiremos alguns aspectos práticos aplicados aos estudos que têm por objetivo estimar a prevalência da inadequação quantitativa do consumo alimentar, cuja variável de interesse, geralmente, é um nutriente específico.

Como orientações gerais, temos:

1. A amostra deve ser aleatória se existe intento de fazer inferência para a população de origem.

2. Se existem diversas variáveis, mas o interesse maior é sobre um dado nutriente, as informações disponíveis sobre este devem ser consideradas no cálculo da amostra.

3. Se vários nutrientes são importantes, calcula-se a amostra para cada um deles e define-se a maior delas para desenvolver o estudo.

Consideremos, então, que uma nutricionista deseje estimar a prevalência de inadequação da vitamina A no município em que trabalha, com intuito de justificar maior contrapartida financeira para a merenda escolar. Suponhamos que esse município seja Potiretama, área majoritariamente rural, da região do Vale do Jaguaribe, no estado do Ceará. No planejamento do estudo, em 2009, foi verificada a existência de 1.094 alunos matriculados no ensino fundamental, sendo metade desses alunos do gênero feminino. A partir de argumentos fundamentados, a nutricionista optou por eleger o sexo feminino como população de estudo, ou seja, 547 alunas. Entretanto, como esse quantitativo era alto, considerando a metodologia a ser aplicada, seria necessário calcular uma amostra representativa.

Entretanto, não existia informação prévia em Potiretama sobre a prevalência da inadequação do consumo de vitamina A para subsidiar o cálculo. A nutricionista decidiu, então, levar em consideração a Pesquisa de Orçamento Familiar (POF) de 2008-2009[2], que divulgou resultado nacional sobre a inadequação de ingestão de nutrientes por regiões, áreas urbanas e rurais. Para o gênero feminino, residente na área rural e faixas etárias de 10 a 13 e 14 a 18 anos, a POF estimou em, respectivamente, 72,7% e 79,8% o grau de inadequação. Quanto mais próxima de 50% for a prevalência, maior deverá ser a amostra. Se existir dúvida quanto à escolha dos valores encontrados, deve-se optar pelo que designará maior segurança quanto à representatividade.

Se houver dados sobre o número de indivíduos em cada estrato etário combinado com a porcentagem/prevalência, o cálculo pode se tornar mais complexo, porém mais exato.

Embora a faixa etária das crianças matriculadas no ensino fundamental brasileiro não seja exatamente a mesma dos resultados fornecidos pela POF, a nutricionista do nosso exemplo deveria assim mesmo usar a informação, visto que o estudo é semelhante ao que ela pretende realizar e que não dispõe de outro com faixa etária coincidente.

Vale ressaltar que é comum estabelecer faixas etárias de análise de acordo com as já preconizadas no referencial teórico da pesquisa. Por exemplo, se a EAR (*estimated average requirement*) for este referencial, os intervalos são de 4 a 8, 9 a 13 e 14 a 18.

O cálculo amostral da população finita do nosso exemplo pode ser feito mediante a aplicação da seguinte equação

$$n = \frac{Z_c^2.\hat{p}.\hat{q}.N}{\varepsilon^2(N-1) + Z_c^2.\hat{p}.\hat{q}}$$

onde a população é finita, dada por $N = 547$; o nível de significância $\alpha = 0,05$; o Z_c^2 indica o valor crítico para o nível de significância α estabelecido; $\hat{p} = 79,8\%$ representa a prevalência de inadequação de ingestão de nutrientes; e $\varepsilon = 5\%$ indica o erro máximo adotado na pesquisa. Assim, o n calculado é igual a 171.

ESTATÍSTICA DESCRITIVA

A estatística descritiva objetiva descrever e caracterizar determinado conjunto de dados por meio de frequências (absolutas e relativas) e/ou através de parâmetros. São utilizadas as medidas de *tendência central* (média aritmética, mediana e moda), *dispersão* (desvio padrão e coeficiente de variação), *posição* (percentis, quartis e decis) e *assimetria*. Essas medidas são denominadas paramétricas, por sua relação com o termo parâmetro, utilizado para designar valores relacionados a uma população. São utilizadas apenas na análise descritiva das distribuições de frequências (discreta e contínua[3]).

A média aritmética é uma das medidas descritivas mais utilizadas nas diferentes pesquisas. Convém observar, entretanto, que nem sempre é a melhor medida para representar um conjunto de dados, pois é altamente influenciada por valores extremos. Está indicada apenas em conjuntos de dados homogêneos. Para conjuntos que expressem certo grau de heterogeneidade é desejável utilizar a mediana.

Embora seja tentador pensar que a tendência central por si só seria suficiente para caracterizar um conjunto, observe os seguintes conjuntos $\{1, 2, 7, 10\}$ e $\{7, 4, 5, 4\}$. Ambos possuem a mesma média 5, mas isso não significa que eles sejam semelhantes, pois a dispersão dos dados é bem maior no primeiro conjunto. Para visualizarmos melhor a diferença na dispersão dos dados, podemos subtrair a média aritmética 5 de cada um dos elementos dos grupos. Assim obteríamos $\{-4, 3, 2, 5\}$ e $\{2, -1, 0, -1\}$. Neste exemplo, é possível ver claramente que os desvios da média são maiores no primeiro conjunto e que a soma dos desvios em ambos é nula. Porém, ao usarmos os módulos, ou valores absolutos, das diferenças em relação à média aritmética, verificamos que quanto maior for o conjunto, maior será a soma. Portanto, os desvios da média não são uma boa medida de dispersão. Para obtermos um valor que represente a dispersão, deveremos elevá-los ao quadrado e depois somá-los, porque assim os valores negativos ficam positivos. Ao dividirmos a soma dos quadrados dos desvios pelo número de elementos menos um, obtemos o cálculo da *variância* (S^2).

É preciso atentar para o fato de que variância é expressa na dimensão quadrática. Por exemplo, se um conjunto original de vários indivíduos tivesse dados de altura registrados em centímetros (cm), a variância estaria em centímetros quadrados (cm^2). Como as diferenças de escalas podem dificultar a interpretação da dispersão, e como ela é muito sensível ao tamanho da amostra e aos valores extremos, recomenda-se utilizar o desvio padrão, obtido pelo cálculo da raiz quadrada da variância. Ele permanece na mesma unidade da altura (cm), e é menos sensível ao tamanho da amostra. Em geral, quando comparamos dois ou mais grupos com a mesma unidade de medida, será mais homogêneo aquele que apresentar valores com menor desvio padrão.

Outra medida de dispersão é o coeficiente de variação, valor que permite comparar a importância do desvio padrão em relação à média. Para obtê-lo calculamos o desvio padrão dividido pela média. Será mais homogêneo o conjunto de variáveis que apresentar o menor coeficiente de variação. Em termos práticos, é considerado homogêneo o conjunto que possuir CV% < 30%.

Uma medida de posição muito utilizada em estudos de grupos populacionais é o percentil, que divide uma série de dados em 100 e corresponde ao valor abaixo do qual se encontra determinado percentual de observações. Por exemplo, o percentil 30 (P30) de uma distribuição de consumo de determinado nutriente por uma população nos indica o valor até o qual 30% dessa população consome. Em outras palavras, 30% da população consome igual ou abaixo de P30.

DISTRIBUIÇÃO NORMAL DE PROBABILIDADE

A curva normal é a mais clássica das distribuições de probabilidade, com destaque tanto na estatística teórica como na prática. Apresenta a forma gráfica de um sino, com uma concentração maior no meio, que se dilui indefinidamente nas extremidades. As chances de se retirar um ponto dessa área e ele pertencer às proximidades do centro são maiores do que nas extremidades. Logo, quanto mais distante do centro, menores são as chances de esse ponto ser extraído. Em distribuições com a mesma média, verifica-se que o achatamento/abertura do sino ocorrerá, de acordo com desvio padrão: quanto maior o desvio padrão, maior o achatamento/abertura.

A curva normal é simétrica em relação à média aritmética. O centro da distribuição corresponde aos valores dos parâmetros centrais: *média, mediana e moda*. Assim, o *valor máximo* obtido pela função que descreve a distribuição normal será aquele onde a variável aleatória X for igual ao valor da própria média (Figura 4.1).

Dois parâmetros populacionais são expressos pela curva normal: média aritmética (μ) e variância ($\delta^2 > 0$); ou seja, a distribuição normal é única para cada par de parâmetros. Podemos escrever: a variável X segue uma distribuição normal com média μ e variância $\delta^2 > 0$, que pode ser indicada apenas como: $X \sim N(\mu;\delta^2)$[4].

Existe uma distribuição normal especial, chamada reduzida ou padrão. Esta consiste na distribuição normal com média 0 e desvio padrão 1 e é obtida por meio da fórmula (x-média)/desvio padrão. Sua importância reside no fato de que qualquer distribuição normal pode

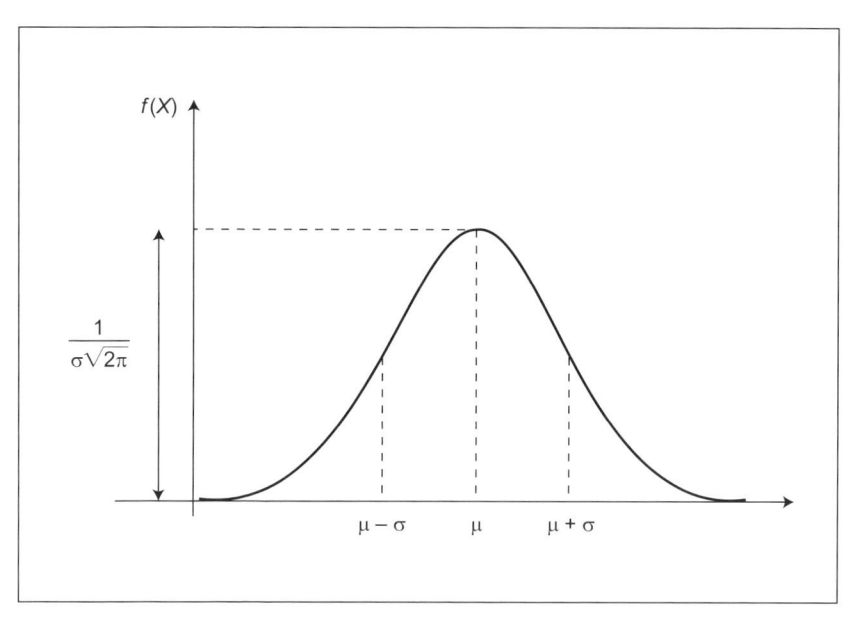

Figura 4.1 Gráfico de distribuição da curva normal em torno da média.

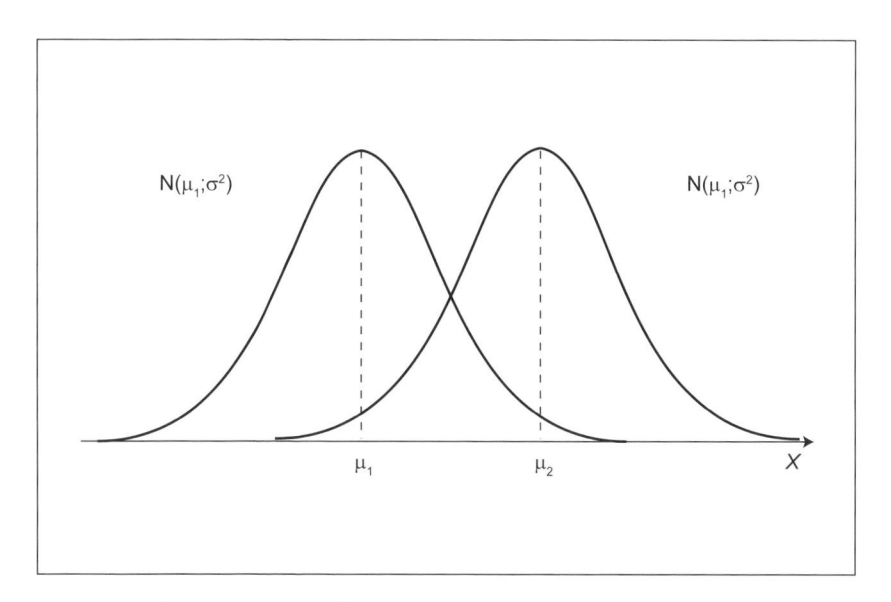

Figura 4.2 As médias são iguais e as variâncias são distintas.

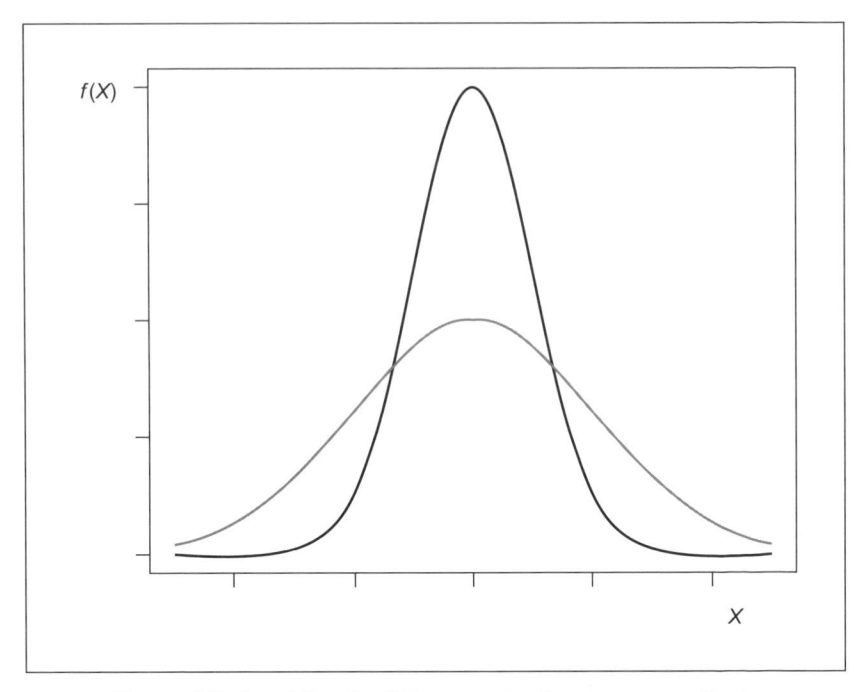

Figura 4.3 As médias são distintas, porém têm a mesma variância.

ser transformada em padrão, possibilitando a comparação entre duas variáveis mesmo que estejam em escalas diferentes.

Existem vários testes para avaliação da normalidade de uma distribuição, que constitui um pré-requisito de vários outros testes estatísticos. Um dos testes de normalidade mais utilizados é o *Kolmogorov-Smirnov*, o qual se encontra disponível no SPSS (*Statistical Package for the Social Sciences*), programa amplamente utilizado na área da saúde. É importante o uso de gráficos de frequência em conjunto com o teste, pois este isoladamente pode levar a erros, como indicar que uma distribuição é normal quando na realidade não o é.

Quando uma variável não é normal, é possível transformá-la e reavaliar sua normalidade. As transformações consistem em realizar operações matemáticas, como logaritmo, potenciação e radiciação, em todos os valores de uma série de dados. Em geral, a transformação é indicada pelo *log* natural, que é o logaritmo com base em *e*, o número de Euller.

Na análise do consumo individual, além das medidas de distribuição já discutidas, utilizamos o teste Z para calcular a probabilidade de a média do consumo de nutrientes de um indivíduo estar acima ou abaixo de um dado valor de referência. O teste Z possibilita testar a igualdade da média de uma população (amostras ≥ 30) contra um valor determinado pelo pesquisador.

ANÁLISE DE VARIÂNCIA: ANOVA

Em estudos de avaliação do consumo alimentar de grupos, também fazemos análise de variância (ANOVA), um teste que torna possível comparar médias de dois ou mais grupos. Cada indivíduo corresponde a um tratamento, termo usado para indicar o que está sendo testado. A grande vantagem da ANOVA é a divisão das variâncias entre aquela que pode ser atribuída ao tratamento e aquela não explicada. A ANOVA mostra se pelo menos um par de tratamentos é diferente e não que tratamento é diferente de outro.

Como é muito difícil que duas pessoas, em condições normais, ingiram a mesma quantidade dos mesmos alimentos durante vários dias, não faz sentido usar a ANOVA de fato. Durante a execução da análise, restringimos o procedimento à obtenção das variâncias intra e interpessoais para obtermos uma razão entre as variâncias. Para fins didáticos, chamamos essa razão de RV, mas é conhecida por *lambda* e fator de redução/encolhimento.

Nos Capítulos 5 e 6, quando citarmos "ajuste estatístico dos dados de consumo alimentar", estamos dizendo que, para cada indivíduo, calculamos o RV, um número entre 0 e 1, que multiplicamos pela diferença entre a média do grupo e a média de consumo individual. Normalmente, nossa alimentação de hoje não se repete em qualidade e em quantidade nos dias seguintes. Isso aumenta a dispersão dos dados de ingestão (nutrientes) de um indivíduo em relação a ele próprio (variação intrapessoal). Com o ajuste estatístico, concebido para diminuir esse efeito, toda a distribuição fica aproximada da média do grupo, reduzindo a variância. Em outras palavras, a ingestão corrigida fica mais próxima da usual, que é o interesse de análise da maioria dos estudos.

Um fato importante a ser observado no cálculo do RV é a impossibilidade de chegarmos ao resultado se a variância interpessoal for maior do que a intrapessoal por restrições acerca de raiz quadrada dentro de sua fórmula.

Como já adiantamos, nos próximos capítulos aplicaremos esses fundamentos com a utilização de exemplos.

REFERÊNCIAS

1. ARANGO, H.G. *Bioestatística Teórica e Computacional com banco de dados reais em disco*. 3 ed. Rio de Janeiro: Guanabara Koogan S.A., 2012.

2. INSTITUTO BRASILEIRO DE GEOGRAFIA E ESTATÍSTICA (IBGE). Pesquisa de Orçamentos Familiares 2008-2009.

3. FONSECA, J.S.; MARTINS, G.A. *Curso de Estatística*. 6 ed. São Paulo: Atlas, 1996.

4. BUSSAB, W.O.; MORETIN, L.G. *Estatística Básica*. 5 ed. São Paulo: Saraiva, 2002.

CAPÍTULO 5

Análise da Adequação do Consumo Alimentar Individual

Fernanda Maria Machado Maia

Este capítulo se propõe a descrever fundamentos e passos para operacionalização da avaliação da adequação do consumo alimentar individual conforme as preconizações das *Dietary Reference Intakes* (DRIs), ou Ingestão Dietética de Referência, publicadas nos informes do *Institute of Medicine* (IOM)[1-10], literatura internacional[11-13] e literatura nacional[14,15].

O processo de desenvolvimento das DRIs começou em junho de 1993, com um simpósio organizado pela *Food and Nutrition Board* (FNB) e o IOM. Nessa época foi concluído que não havia informações novas suficientes para dar suporte a uma grande reavaliação das Recomendações Nutricionais anteriores ou *Recommended Dietary Allowances* (RDA), cuja última edição foi publicada em 1989. Contudo, a iniciativa da proposição das DRIs foi evoluindo ao longo dos anos seguintes e passou a ser guiada por quatro pressupostos básicos: primeiro foi a existência do conhecimento dos limites superiores de ingestão de alguns nutrientes; segundo, os avanços na definição de alguns requerimentos nutricionais, fornecendo uma delimitação mais clara para o uso das DRIs, capaz de diferenciar o planejamento da avaliação; terceiro, a constatação do uso inadequado das RDA, em que a disponibilidade de apenas um único valor de referência supostamente atenderia a diferentes necessidades; por último, a harmonização das recomendações nutricionais dos EUA e do Canadá, ficando acordado que as DRIs seriam aplicáveis nesses dois países[1,7].

As primeiras DRIs foram divulgadas no final da década de 1990, com valores de referência para cálcio, fósforo, magnésio, vitamina D e fluoreto[2], e posteriormente para tiamina, riboflavina, niacina, vitamina B_6, folato, vitamina B_{12}, ácido pantotênico, biotina e colina[3]. Em 2000, foram publicadas as referências para os antioxidantes, como vitamina C, vitamina E, selênio e carotenoides; para as vitaminas A e K; e minerais, como ferro, cobre, iodo, zinco, entre outros[4,5]. Em 2004, surgiram as DRIs para água, sódio, potássio, cloro e sulfato[8], e em 2005 para energia, carboidratos, fibras, gordura, ácidos graxos, colesterol, proteínas e aminoácidos[9]. Em 2011 foram divulgadas novas recomendações para cálcio e vitamina D[10].

As DRIs foram elaboradas incorporando achados sobre o aumento dos riscos de desenvolvimento de doenças crônicas não transmissíveis, provocado pela alimentação, além da abordagem clássica sobre os efeitos de carência. O enfoque do risco em saúde, embora timidamente colocado nas RDA de 1989, pode ser considerado inovador, pois diminuiu o peso anteriormente dado ao fator crescimento[14].

Neste contexto, novos conceitos sobre os valores de referência foram introduzidos[6,16] e precisam ser compreendidos para aplicação correta das DRIs, a saber:

- **RDA (*Recommended Dietary Allowance*, ou Recomendações de Doses ou Cotas Alimentares):** é o nível de consumo alimentar de cada nutriente, suficiente para satisfazer os requerimentos de quase todo indivíduo saudável (entre 97% e 98%), compreendido em determinado grupo, por gênero, faixa etária e estágio de vida (o termo continua em uso e denota a recomendação mais apurada à qual se possa chegar).

- **AI (*Adequate Intake*, ou "Ingestão Adequada"):** é um valor de consumo recomendável, baseado em levantamentos, determinações ou aproximações de dados experimentais, ou ainda de estimativas de ingestão de nutrientes para grupo(s) de pessoas sadias e que se considera adequado. É usado quando a RDA não pode ser determinada.

- **UL (*Tolerable Upper Intake Level*, ou Limite de Ingestão Máxima Tolerável):** é o mais alto nível de ingestão de um nutriente que não causará efeitos adversos à saúde na maioria das pessoas. Acima do UL, o risco de efeitos adversos aumenta sensivelmente.

- **EAR** (*Estimated Average Requirement*, **ou Estimativa do Requerimento Médio**): valor (mediana) suficiente para garantir o requerimento de 50% dos indivíduos sadios compreendidos em determinado estágio da vida.

- **AMDR** (*Acceptable Macronutrient Distribution Range*): é a variação percentual aceitável da ingestão de macronutrientes em relação ao total de energia proveniente dos alimentos. Está associada ao risco reduzido de doenças crônicas e à ingestão de níveis adequados de nutrientes essenciais.

- **EER** (*Estimated Energy Requirement*): é o consumo médio de energia da dieta previsto para manter o balanço energético em indivíduos saudáveis, considerando peso normal em determinada idade, gênero, peso, altura e nível de atividade física compatível com boa saúde.

Para o melhor entendimento do significado de todos esses termos, é conveniente discorrer um pouco mais sobre cada um deles, principalmente como são definidos os valores que expressam.

A RDA é obtida do requerimento médio, a EAR. Como uma recomendação certamente é maior que o requerimento fisiológico (eliminando assim as diferenças oriundas de variações genéticas e biodisponibilidade, dentre outras), ao se lançar o valor da RDA foi preciso escolher o tamanho da margem de segurança a ser utilizada. Esse procedimento representa, também, um passo além do já descrito em edições anteriores das RDA.

Portanto, a RDA é derivada matematicamente da EAR e do desvio padrão da necessidade do nutriente, sob a premissa de normalidade da necessidade do nutriente (ou seja, a distribuição é simétrica em torno da média, e a média e a mediana são iguais), sendo definida como o valor correspondente a dois desvios padrões (DP) acima da necessidade média (EAR): RDA = EAR + 2DP$_{necessidade}$. Quando não há dados suficientes para estimar o desvio padrão da ingestão, ou se o desvio padrão relatado na literatura for inconsistente, assume-se um coeficiente de variação (CV = desvio padrão da necessidade/necessidade média ×

100) teórico de 10% para a maioria dos nutrientes. Nessa circunstância: RDA = 1,2 × EAR. Já nos casos em que, embora se conhecendo a EAR, a distribuição para um grupo não é simétrica, outros mecanismos de estimativa são empregados.

Na inexistência de dados suficientes para determinação de uma EAR, são considerados os dados de ingestão adequada, as denominadas AI. Exemplos desses valores podem ser vistos nas tabelas das DRIs (valores com *) para o grupo de lactentes de 0 a 12 meses (Anexo 1), independente do nutriente; ou para fluoreto, ácido pantotênico, biotina e colina, independente da idade do indivíduo.

A maior parte da AI para lactentes (4 a 6 meses) foi baseada em médias de ingestão diária (de bebês aparentemente saudáveis, a termo e em aleitamento materno exclusivo, como é recomendado). Para os adultos, a AI foi estabelecida a partir de dados de uma única experiência, baseada na ingestão dietética estimada em grupos aparentemente saudáveis da população, ou pelo resultado de uma análise dos dados com diferentes abordagens. Embora a AI exceda a EAR e a RDA, não há nenhum benefício estabelecido para indivíduos saudáveis associado à ingestão de nutrientes em quantidades superiores à RDA ou à AI.

O parâmetro denominado Limite de Ingestão Máxima Tolerável (UL) é o nível mais alto de ingestão do nutriente que pode ser tolerado sem apresentar efeitos adversos observáveis para quase todos os indivíduos da população em geral. Um valor de UL não pode ser entendido como recomendação permissível de ingestão dietética.

A seguir, discorremos sobre como operacionalizar a avaliação da adequação da ingestão alimentar, considerando cada uma das referências que compõem as DRIs.

AVALIAÇÃO DA ADEQUAÇÃO DA INGESTÃO ALIMENTAR

Conceitualmente, para avaliar a adequação da ingestão alimentar de um indivíduo é necessário estabelecer a ingestão habitual desse indivíduo e, em seguida, confrontá-la com suas necessidades[11].

A necessidade é definida como o menor valor de ingestão do nutriente que irá manter um nível definido de nutrição em um indivíduo para um dado critério de adequação nutricional. Já a ingestão habitual envolve a variabilidade intrapessoal e a escolha de um método sensível para estimar o consumo[6].

No entanto, a comparação da ingestão de um indivíduo com a necessidade de um nutriente é difícil por duas razões:

1) a necessidade real de um determinado indivíduo não é conhecida; e
2) raramente é possível medir, a longo prazo, a ingestão usual de um nutriente por um indivíduo, devido à variação diária de ingestão. Desse modo, o conhecimento da exata necessidade de um indivíduo envolveria uma abordagem clínica na qual o indivíduo receberia uma alimentação com diferentes níveis de determinado nutriente, durante um período de tempo, enquanto várias medidas bioquímicas e fisiológicas seriam obtidas. Por outro lado, a determinação da ingestão habitual exigiria um número proibitivo de dias de registros ou recordatórios alimentares obtidos e analisados de maneira acurada[6,15].

Para sanar essas dificuldades, foi desenvolvida uma abordagem estatística que possibilita estimar com confiança se a ingestão habitual é superior (ou inferior) ao requerimento de um indivíduo. Essa abordagem baseia-se nas seguintes considerações[6,13,15]:

1) EAR é a melhor estimativa do requerimento;
2) existe variação interpessoal do requerimento;
3) a média da ingestão observada é a melhor estimativa da ingestão usual;
4) existe variação na ingestão alimentar dia a dia.

Enquanto em nível individual é razoável para nutricionistas clínicos comparar a ingestão de um indivíduo com a RDA, para a população é difícil justificar essa comparação[12], pois a EAR, como previamente salientado, representa a melhor estimativa da exigência de um indivíduo, baseada em um critério específico da adequação, derivada de revisão cuidadosa da literatura.

Desse modo, para estimativa da probabilidade de adequação é necessário ter a diferença da média de ingestão e da necessidade e o desvio padrão dessa diferença. A ingestão acima da RDA é provavelmente adequada; no entanto, a ingestão abaixo da RDA não pode ser assumida como inadequada. Além disso, se a variabilidade da ingestão for muito grande, mesmo acima da RDA, a ingestão poderá não ser adequada.

Consequentemente, inferências sobre a adequação da dieta de um indivíduo podem ser feitas observando a diferença (D) entre a média observada da ingestão (Mi) e a exigência de mediana ou requerimento (r). Se essa diferença for grande e positiva (Mi > r), ou seja, se a ingestão observada é muito maior do que a exigência de mediana, então é provável que a ingestão de um indivíduo seja suficiente. Por outro lado, se a diferença for grande e negativa, ou seja, a ingestão observada é muito menor do que a exigência de mediana (Mi < r), é provável que a ingestão do indivíduo não seja suficiente[6].

Com isso surgem algumas indagações. Qual deve ser o número, com algum grau de segurança, para assumir que a ingestão é maior que o requerimento? Qual deve ser magnitude de D para que se assegure com certo grau de segurança que a ingestão habitual (não conhecida) excede a verdadeira necessidade (não conhecida) do indivíduo?

Para responder essas questões é necessário o uso da estatística, a qual é uma ferramenta que possibilita avaliar, aproximadamente com segurança, se a ingestão de um indivíduo atinge as necessidades. Essa abordagem está inserida nos itens seguintes, que versam sobre os passos a serem seguidos para proceder à avaliação da adequação do consumo individual.

ANÁLISE DO CONSUMO INDIVIDUAL

Passos:

1) levantar consumo alimentar (mínimo 2 dias);
2) selecionar a DRIs apropriada (EAR, AI ou UL);

3) verificar se há informação sobre o coeficiente de variação da ingestão do nutriente e se este não ultrapassa 60% (condições para prosseguir na avaliação; se não forem satisfeitas, fazer avaliação qualitativa, descrita adiante);
4) se essas condições forem satisfeitas, prosseguir, calculando o valor de Z (probabilidade de adequação), e interpretar o resultado.

ANÁLISE QUANTITATIVA DOS NUTRIENTES COM EAR

Para os nutrientes que têm a EAR – vitaminas como A, D, C, E, B_{12}, B_6, tiamina, riboflavina, niacina e folato; minerais como cálcio, cobre, iodo, ferro, magnésio, fósforo, molibdênio, selênio e zinco; e os macronutrientes proteína e carboidrato (Anexo 1) – utiliza-se a equação a seguir:

$$Z = \frac{D}{DP_D} = \frac{Mi - EAR}{\sqrt{Vnec + \left(\dfrac{V\,\text{int}}{n}\right)}}$$

- Z representa a diferença (D) da média da ingestão em relação à EAR dividida pelo desvio padrão dessa média (DP_D) e corresponde à probabilidade de o valor estar associado à distribuição normal;
- Mi representa a média da ingestão de n dias;
- $Vnec$ representa a variância da necessidade, que é 10% da EAR para a maioria dos nutrientes, sendo a niacina 15%;
- $Vint$ representa a variação intrapessoal da ingestão, obtida em inquéritos dietéticos populacionais (Anexo 2); e
- n representa o número de dias de levantamento alimentar.

A variabilidade de D é medida pela ingestão média, obtida por meio de inquéritos alimentares menos a EAR do nutriente específico, de acordo com a faixa etária e o gênero; o desvio padrão dessa média (DP_D) é medido a partir do desvio padrão do requerimento/necessidade (DPnec) e do desvio padrão da ingestão ou desvio padrão intrapessoal (DPint).

Ressalte-se que as *Vnec* e *Vint* são computadas como quadrado dos desvios padrões (DP) correspondentes.

Por fim, com o valor de Z (Anexo 3) verifica-se o valor de ρ correspondente, calculando-se a probabilidade de adequação de um nutriente. O valor de ρ deve ser multiplicado por 100 para se obter o percentual de probabilidade de adequação.

• **Exemplo:**

Mulher, 48 anos, ingestão média de 3 dias de vitamina B_1 de 1,3mg, em que a EAR = 0,9mg (Tabelas das DRIs – Anexo 1), *Vnec* = 10% da EAR (0,09mg), *Vint* = 0,6 (Anexo 2) e n = 3 dias de recordatórios alimentares.

• **Cálculos:**

$$Z = \frac{D}{DP_D} = \frac{Mi - EAR}{\sqrt{Vnec + \left(\dfrac{V\,\text{int}}{n}\right)}}$$

$$Z = \frac{D}{DP_D} = \frac{1,3 - 0,9}{\sqrt{(0,09^2) + \left(\dfrac{0,6^2}{3}\right)}}$$

$$Z = \frac{D}{DP_D} = \frac{0,4}{\sqrt{(0,0081) + \left(\dfrac{0,36}{3}\right)}}$$

$$Z = \frac{D}{DP_D} = \frac{0,4}{\sqrt{0,1281}}$$

$$Z = \frac{D}{DP_D} = \frac{0,4}{0,3579} = 1,12$$

Z= 1,12
(ver tabela do Z – Anexo 3);
tem-se um ρ = 0,8643

• **Conclusão:** 86,4% de probabilidade de a ingestão aparente de vitamina B_1 estar adequada ou 13,6% de probabilidade de estar com ingestão inadequada de tiamina.

Alguns nutrientes, embora já tenham a EAR estabelecida, não podem ser analisados, por apresentarem um coeficiente de variação da ingestão intrapessoal superior a 60%, o que acontece com as vitaminas A, C, E e B_{12}. Nesse caso, está indicada a avaliação qualitativa da ingestão. A avaliação qualitativa também pode ser empregada, quando se quer fazer uma análise mais rápida e prática.

Outra forma de análise quantitativa

Fixa-se o valor do Z em 1,05 ou 2,00 para determinar qual a ingestão que o indivíduo deve ter com 85% ou 98% de confiança, respectivamente (Anexo 3). Nesse caso, verifica-se qual a ingestão que o indivíduo deve ter com determinado nível de confiança.

• **Exemplo:**
Homem de 25 anos; EAR de magnésio é de 330mg/dia (Anexo 1); $Vnec$ = 10% da EAR (33mg); $Vint$ = 122 (Anexo 2); n = 3 dias de recordatórios alimentares, com 98% de confiança (Z = 2,00).

• **Cálculos:**

$$Z = \frac{D}{DP_D} = \frac{Mi - EAR}{\sqrt{Vnec + \left(\dfrac{V\,int}{n}\right)}} \qquad 2,00 = \frac{Mi - 330}{\sqrt{(33^2) + \left(\dfrac{122^2}{3}\right)}}$$

$$2,00 = \frac{Mi - 330}{\sqrt{1.089 + \left(\dfrac{14.884}{3}\right)}} \qquad 2,00 = \frac{Mi - 330}{\sqrt{1.089 + 4.961}}$$

$$2,00 = \frac{Mi - 330}{\sqrt{6.050}} \qquad 2,00 = \frac{Mi - 330}{78}$$

$$2,00 \times 78 = Mi - 330 \qquad\qquad Mi = 486 \text{ mg}$$

• **Conclusão:** se a ingestão do homem for de 486mg de magnésio, tem-se 98% de probabilidade de que ela esteja adequada.

Análise qualitativa da ingestão pela EAR e RDA

A ingestão pode ser analisada qualitativamente, observando a média de consumo e comparando-a diretamente com a EAR e a RDA, de acordo com o Quadro 5.1.

Quadro 5.1 Análise qualitativa de acordo com a EAR

Ingestão em relação à EAR	Interpretação sugerida
< EAR	Ingestão inadequada
> EAR e < RDA	Ingestão inadequada
Muitos dias de registro alimentar = RDA	Ingestão adequada
> RDA com poucos dias de registro alimentar	Ingestão adequada

Análise dos nutrientes com valor de AI

A AI deve atender ou exceder as necessidades da maioria dos indivíduos em uma fase específica da vida e gênero. No entanto, a AI tem uso muito limitado nas avaliações de qualquer tipo. Isso porque o valor de consumo recomendável ou AI é baseado em levantamentos, determinações ou aproximações de dados experimentais, ou ainda, de estimativas de ingestão de nutrientes para grupo(s) de pessoas sadias e que, *a priori*, seria considerado adequado. No entanto, nem sempre o conjunto de informações sobre o nutriente é suficientemente consistente para o estabelecimento da EAR. Nesses casos, é utilizado o valor de AI, projetada como possivelmente superior ao valor de RDA, mas sobre o qual ainda há considerável incerteza. Assim, o valor de AI é usado quando os valores de EAR ou de RDA não podem ser determinados.

Alguns nutrientes que apresentam AI definida são: flúor, biotina, colina, vitamina K, ácido pantotênico, cromo, sódio, cloro, manganês, potássio, ácido linolênico, ácido linoleico, fibras e água.

Para avaliação quantitativa da ingestão utiliza-se a seguinte equação:

$$Z = \frac{Mi - AI}{\dfrac{DPi}{\sqrt{n}}}$$

onde: *Mi* é a média de ingestão observada; *DPi* é o desvio padrão da ingestão de acordo com estudos populacionais americanos (Anexo 2); e *n* é o número de dias de ingestão.

- **Exemplo:**
  Mulher de 25 anos; AI de potássio = 4.700mg/dia (Anexo 1); Mi = 4.800mg; DPi = 851 (Anexo 2); n = 3 dias de recordatórios alimentares.

- **Cálculos:**

$$Z = \frac{4.800 - 4.700}{\frac{851}{\sqrt{3}}} \qquad Z = \frac{100}{\frac{851}{1,73}} \qquad Z = \frac{100}{492} \qquad Z = 0,20$$

$Z = 0,20$ (ver tabela do Z – Anexo 3); tem-se um $\rho = 0,5793$

- **Conclusão:** uma ingestão média de 4.800mg de potássio só apresenta 58% de probabilidade de adequação, ou seja, apresenta 42% de probabilidade de ingestão inadequada de potássio.

Se Mi < AI, a adequação da ingestão não pode ser determinada. Não há estudos aprofundados sobre a dependência do DP da ingestão e consumo médio individual. E como o ponto em que aumenta o risco não pode ser determinado, as estimativas quantitativas de risco não podem ser feitas.

ANÁLISE QUALITATIVA DA INGESTÃO PELA AI

A ingestão qualitativa pode ser feita mediante a observação da média de consumo, comparando-a diretamente com a AI, de acordo com o Quadro 5.2.

Quadro 5.2 Análise qualitativa de acordo com a AI

Ingestão em relação à AI	Interpretação sugerida
≥ AI	Ingestão média provavelmente está adequada se avaliada por um grande número de dias
< AI	A adequação da ingestão não pode ser determinada

ANÁLISE QUANTITATIVA DA INGESTÃO PELO UL

Se o nutriente tem UL, esse valor pode ser usado para avaliar a probabilidade de um indivíduo estar em risco de apresentar efeitos adversos em virtude da alta ingestão do nutriente.

Um teste similar ao descrito para o AI pode ser realizado para decidir se a ingestão habitual está realmente abaixo do UL, dada uma ingestão média observada, utilizando a equação a seguir:

$$Z = \frac{Mi - UL}{\frac{DPi}{\sqrt{n}}}$$

onde: *Mi* é a média de ingestão observada; *DPi* é o desvio padrão da ingestão de acordo com estudos populacionais americanos (Anexo 2); e *n* é o número de dias de ingestão.

- **Exemplo:**
  Mulher de 48 anos; ingestão média de fósforo (Mi) = 3.800mg; UL = 4.000mg/dia (Anexo 1); DPi = 395mg (Anexo 2); n = 3 dias de recordatórios alimentares.

- **Cálculos:**

$$Z = \frac{3.800 - 4.000}{\frac{395}{\sqrt{3}}} \qquad Z = \frac{-200}{\frac{395}{1,73}} \qquad Z = \frac{-200}{228,3} \qquad Z = -0,88$$

Z = – 0,88 (ver tabela do Z – Anexo 3); tem-se, aproximadamente, um ρ = 0,1977

- **Conclusão:** uma ingestão média de 4.000mg de fósforo apresenta 20% de probabilidade de a ingestão estar acima do UL, ou seja, há 80% de probabilidade de a ingestão ser segura.

ANÁLISE QUALITATIVA DA INGESTÃO PELO UL

A ingestão também pode ser analisada qualitativamente, observando a média de consumo e comparando-a diretamente com o UL, de acordo com o Quadro 5.3.

Quadro 5.3 Análise qualitativa de acordo com o UL

Ingestão em relação ao UL	Interpretação sugerida
≥ UL	Há um risco potencial de efeitos adversos
< UL	A ingestão é provavelmente segura

ANÁLISE DO CONSUMO DE ENERGIA

A EER é definida como a ingestão média de energia alimentar que está prevista para manter o equilíbrio de energia em um adulto saudável de idade definida, gênero, peso, altura e nível de atividade física compatível com boa saúde[9]. Manter o equilíbrio energético significa que a ingestão é igual aos gastos de energia. Assim, se os gastos podem ser determinados com precisão, eles serão igual à exigência de consumo de energia. O gasto total de energia diário, medido pela técnica da água duplamente marcada (considerada padrão-ouro) foi utilizado para o desenvolvimento de equações para estimar EER (Anexo 4). Em crianças e mulheres grávidas ou lactantes, o cálculo da EER inclui também as necessidades de energia associadas ao crescimento ou a secreção de leite consistentes com a boa saúde. Diferentes equações foram desenvolvidas para grupos de gênero e fase de vida diferentes e para os indivíduos com peso normal ou excesso de peso[9].

ANÁLISE QUANTITATIVA DO CONSUMO INDIVIDUAL DE ENERGIA

Passos:

1) levantar e analisar o consumo calórico;

2) calcular a estimativa do gasto energético (EER), utilizando as equações do Anexo 4 e os coeficientes de atividade física (valores de PA) de acordo com o Anexo 5;
3) calcular intervalo de variação: EER + 2 desvios padrões (Anexo 6);
4) comparar consumo energético com intervalo da EER;
5) interpretar.

Destaca-se que a utilização do índice de massa corporal (IMC) para avaliar a adequação do consumo de energia do indivíduo é mais apropriada do que a comparação de sua ingestão à EER. O indivíduo que é capaz de manter um peso corporal adequado com o nível de atividade física está satisfazendo suas necessidades de energia. Por outro lado, se o indivíduo ganhar ou perder peso, seu consumo de energia é excessivo ou inadequado.

Na prática, a análise seria tal como ilustra a classificação a seguir:

• IMC > 18,5 e < 25: ingestão energética adequada;
• IMC < 18,5: ingestão inadequada de energia;
• IMC > 25: ingestão excessiva de energia.

Os passos seguintes demonstram como fazer a avaliação utilizando o cálculo da EER e o IMC para definição do DP.

• **Exemplo:**
Mulher de 33 anos, atividade física leve [Coeficiente de PA = 1,12 (Anexo 5)], 1,63 metro de altura e 55 quilos de peso e com ingestão média energética de 2.200kcal. Desvio padrão (DP) estimado para mulheres ≥ 19 anos = 162 (Anexo 6).

– Analisar o IMC = $55/(1,63)^2$ = 55/2,657 = IMC = 20,7
– Estimativa do requerimento energético:
  • Energia (kcal) = 354 – (6,91 × Idade) + PA × (9,36 × Peso + 726 × Altura) (Anexo 4)
  • Energia (kcal) = 354 – (6,91 × 33) + 1,12 × (9,36 × 55 + 726 × 1,63) = 2.028kcal/dia

- Intervalo de variação (± 2DP): 2.028kcal ± 2 × 162 (Anexo 6) = 1.704 (2.028 – 324) a 2.352 (2.028 + 324) kcal/dia.

- **Interpretação:** ingestão energética adequada. O valor energético da ingestão encontra-se no intervalo do requerimento.

- **Observação:** se a ingestão calórica estiver abaixo ou acima do intervalo, mas o IMC for adequado, considerar ingestão adequada. O peso corporal relativo é considerado indicador preciso da adequação energética.

Apesar de as equações de EER terem sido desenvolvidas com base em um indivíduo de acordo com gênero, idade, altura e nível de atividade física, existe considerável variabilidade associada à previsão: os DP das equações de predição para homens e mulheres adultos são de cerca de 200kcal/dia (1kcal = 4.184kJ) e 160kcal/dia, respectivamente[9]. Assim, um homem com idade, altura e nível de atividade física definidos poderia ter uma exigência de energia de 400kcal (2DP) abaixo ou acima da estimativa da equação EER. A ingestão crônica acima ou abaixo do requisito do indivíduo causa efeitos adversos para a saúde (ganho de peso e perda de peso). Portanto, não é apropriado o uso de uma ingestão mais 2DP acima da EER para avaliação da provável adequação da ingestão de um indivíduo. Embora a ingestão nesse nível fosse "adequada" (ou seja, evitar perda de peso) para 97% a 98% dos indivíduos com características definidas, seria "excessiva" (ou seja, resultaria em ganho de peso) para uma proporção semelhante de indivíduos.

ANÁLISE DA ADEQUAÇÃO DE MACRONUTRIENTES

A variação percentual aceitável da ingestão de macronutrientes (AMDR) em relação ao total de energia proveniente dos alimentos foi estabelecida para carboidratos, proteínas, gorduras totais, ácido linoleico e ácido linolênico[9]. Se a ingestão de um indivíduo fica dentro da AMDR, significa que sua dieta é consistente com a redução de riscos para doenças crônicas e com a obtenção de níveis suficientes de nutrientes essenciais. Se a ingestão está acima ou abaixo da AMDR, ocorre o risco para doenças crônicas ou consumo inadequado de nutrientes. A necessidade de orientação sobre a distribuição de macronutrientes torna-se evidente quando se considera que a energia fornecida pelas RDA ou AI de carboidratos, proteínas e ácidos graxos essenciais fica aquém da energia necessária para o equilíbrio energético em quase todos os indivíduos. Além disso, as fontes alimentares de macronutrientes também fornecem outros nutrientes. Portanto, para se atingir a RDA ou AI para esses outros nutrientes, em muitos casos, é necessário que a ingestão dos macronutrientes exceda essas recomendações (RDA ou AI). Por exemplo, fibras nos alimentos são encontradas em associação a carboidratos e, portanto, é improvável que uma dieta que forneça apenas 130g de carboidratos também forneça 38g de fibras, que é a AI para homens com idades entre 19 e 50 anos.

Os intervalos das AMDR incluem um limite inferior e superior de ingestão, em percentual de acordo com a ingestão energética total de cada macronutriente. No caso das proteínas, o intervalo oscila entre 10% e 35%; para os hidratos de carbono, variam de 45% a 65%, e para as gorduras, de 20% a 35% (incluindo 0,6% a 1,2% de energia a partir de ácidos graxos polinsaturados *n*-3 e 5% a 10% de polinsaturados *n*-6). Para as crianças, as AMDR de gordura total são de 30% a 40% entre as idades de 1 e 3 anos e de 25% a 35% entre os 4 e os 18 anos de idade (Anexo 7). As AMDR de proteínas e carboidratos não variam com a idade. Os intervalos dos macronutrientes são expressos em termos relativos, retirando-se, para tal efeito, a contribuição do etanol para a ingestão energética total. As DRIs também recomendam que o consumo de colesterol dietético, ácidos graxos saturados e *trans* deva ser o mais baixo possível em uma dieta nutricionalmente adequada e que se deve limitar a ingestão de açúcar de adição a 25% do total energético.

- **Como calcular?**

Comparar diretamente o percentual da média da ingestão do macronutriente com percentual da AMDR (Anexo 7).

- **Exemplo:**
  Mulher de 48 anos, peso = 70kg, altura = 1,70m e ingestão energética de 1.860kcal, com 203,1g (812,4kcal) e 44% de carboidrato; 79,7g (318,8kcal) e 17% de proteína, e 81g (729kcal) e 39% de gordura.

- **Resultado:**

AMDR	Percentual de ingestão	Conclusão
Carboidrato: 45% a 65%	44%	insuficiente
Proteína: 10% a 35%	17%	adequado
Gordura: 20% a 35%	39%	excessivo

Anexos

Anexo 1 Tabelas apresentando as DRIs de vitaminas, minerais e macronutrientes

Dietary Reference Intakes – Valores de Referência para Vitaminas

| Unidade | Vitamina A (1,2) | | | | | | Vitamina D | | | Vitamina E (5) | | | Vitamina K | |
| | µg/dia (RAE) | | | UI/dia (RAE) | | | µg/dia | | | mg/dia | | | µg/dia | |
	EAR	RDA/AI	UL (3)	EAR	RDA/AI	UL (3)	EAR (4)	RDA/AI	UL	EAR	RDA/AI	UL (6)	AI	UL (7)
Lactentes														
0-6 meses	ND	400*	600	ND	1.333*	2.000	10	15	25	ND	4*	ND	2.0*	ND
7-12 meses	ND	500*	600	ND	1.667*	2.000	10	15	25	ND	5*	ND	2.5*	ND
Crianças														
1-3 anos	210	300	600	700	1.000	2.000	10	15	50	5	6	200	30*	ND
4-8 anos	275	400	900	917	1.333	3.000	10	15	50	6	7	300	55*	ND
Homens														
9-13 anos	445	600	1.700	1.483	2.000	5.667	10	15	50	9	11	600	60*	ND
14-18 anos	630	900	2.800	2.100	3.000	9.333	10	15	50	12	15	800	75*	ND
19-30 anos	625	900	3.000	2.083	3.000	10.000	10	15	50	12	15	1.000	120*	ND
31-50 anos	625	900	3.000	2.083	3.000	10.000	10	15	50	12	15	1.000	120*	ND
51-70 anos	625	900	3.000	2.083	3.000	10.000	10	15	50	12	15	1.000	120*	ND
>70 anos	625	900	3.000	2.083	3.000	10.000	10	20	50	12	15	1.000	120*	ND
Mulheres														
9-13 anos	420	600	1.700	1.400	2.000	5.667	10	15	50	9	11	600	60*	ND
14-18 anos	485	700	2.800	1.617	2.333	9.333	10	15	50	12	15	800	75*	ND
19-30 anos	500	700	3.000	1.667	2.333	10.000	10	15	50	12	15	1.000	90*	ND
31-50 anos	500	700	3.000	1.667	2.333	10.000	10	15	50	12	15	1.000	90*	ND
51-70 anos	500	700	3.000	1.667	2.333	10.000	10	15	50	12	15	1.000	90*	ND
>70 anos	500	700	3.000	1.667	2.333	10.000	10	20	50	12	15	1.000	90*	ND

	EAR	RDA	UL	EAR	RDA	UL	AI	UL	UL	EAR	RDA	AI	AI	UL
Gestantes														
≤18 anos	530	750	2.800	1.767	2.500	9.333	10	15	50	12	15	800	75*	ND
19-30 anos	550	770	3.000	1.833	2.567	10.000	10	15	50	12	15	1.000	90*	ND
31-50 anos	550	770	3.000	1.833	2.567	10.000	10	15	50	12	15	1.000	90*	ND
Lactantes														
≤18 anos	880	1.200	1.800	2.933	4.000	6.000	10	15	50	16	19	800	75*	ND
19-30 anos	900	1.300	2.000	3.000	4.333	6.667	10	15	50	16	19	1.000	90*	ND
31-50 anos	900	1.300	2.000	3.000	4.333	6.667	10	15	50*	16	19	1.000	90*	ND

Fonte: IOM (1997, 2000a, 2000b, 2011)[2,4,5,10]. Health Canada (2010)[16]. Esta tabela apresenta as *Estimated Average Requirements* (EAR), *Recommended Dietary Allowances* (RDA), *Adequate Intakes* (AI) seguidas por um asterisco (*) e *Tolerable Upper Intake Levels* (UL).
ND = *não determinado*. (1) Como equivalentes de atividade de retinol (RAE). Consulte fatores de conversão para obter mais detalhes. (2) DRIs não são estabelecidas para o betacaroteno ou outros carotenoides. No entanto, contêm recomendações para o consumo de frutas e legumes ricos em carotenoides. (3) UL como fígado, apenas vitamina A. Suplementos de betacaroteno são aconselhados apenas para servir como uma provitamina, sendo uma fonte para as pessoas em risco de deficiência de vitamina A. (4) Sob a exposição mínima de luz solar. Como colecalciferol: 1µg colecalciferol = 40 IU vitamina D. (5) EAR e RDA/AI como alfatocoferol (formas estereoisoméricas de 2R) apenas. Consulte fatores de conversão para obter mais detalhes. (6) A UL da vitamina E aplica-se somente à vitamina E sintética (todas as formas isoméricas) obtida a partir de suplementos, alimentos fortificados ou uma combinação dos dois. (7) Devido à falta de dados adequados, não pôde ser estabelecida a UL da vitamina K. Isso não significa que não haja nenhum potencial de efeitos nocivos resultantes de consumos elevados.
Nota: estes são valores de referência para indivíduos aparentemente saudáveis e normais.

Unidade	Vitamina C (8) mg/dia			Tiamina mg/dia			Riboflavina mg/dia			Niacina (10) mg/dia (NE)			Vitamina B$_6$ mg/dia		
	EAR	RDA/ AI	UL	EAR	RDA/ AI	UL (9)	EAR	RDA/ AI	UL (9)	EAR	RDA/ AI	UL (11)	EAR	RDA/ AI	UL
Lactentes															
0-6 meses	ND	40*	ND	ND	0,2*	ND	ND	0,3*	ND	ND	2*	ND	ND	0,1*	ND
7-12 meses	ND	50*	ND	ND	0,3*	ND	ND	0,4*	ND	ND	4*	ND	ND	0,3*	ND
Crianças															
1-3 anos	13	15	400	0,4	0,5	ND	0,4	0,5	ND	5	6	10	0,4	0,5	30
4-8 anos	22	25	650	0,5	0,6	ND	0,5	0,6	ND	6	8	15	0,5	0,6	40
Homens															
9-13 anos	39	45	1.200	0,7	0,9	ND	0,8	0,9	ND	9	12	20	0,8	1,0	60
14-18 anos	63	75	1.800	1,0	1,2	ND	1,1	1,3	ND	12	16	30	1,1	1,3	80
19-30 anos	75	90	2.000	1,0	1,2	ND	1,1	1,3	ND	12	16	35	1,1	1,3	100
31-50 anos	75	90	2.000	1,0	1,2	ND	1,1	1,3	ND	12	16	35	1,1	1,3	100
51-70 anos	75	90	2.000	1,0	1,2	ND	1,1	1,3	ND	12	16	35	1,4	1,7	100
>70 anos	75	90	2.000	1,0	1,2	ND	1,1	1,3	ND	12	16	35	1,4	1,7	100
Mulheres															
9-13 anos	39	45	1.200	0,7	0,9	ND	0,8	0,9	ND	9	12	20	0,8	1,0	60
14-18 anos	56	65	1.800	0,9	1,0	ND	0,9	1,0	ND	11	14	30	1,0	1,2	80
19-30 anos	60	75	2.000	0,9	1,1	ND	0,9	1,1	ND	11	14	35	1,1	1,3	100
31-50 anos	60	75	2.000	0,9	1,1	ND	0,9	1,1	ND	11	14	35	1,1	1,3	100
51-70 anos	60	75	2.000	0,9	1,1	ND	0,9	1,1	ND	11	14	35	1,3	1,5	100
>70 anos	60	75	2.000	0,9	1,1	ND	0,9	1,1	ND	11	14	35	1,3	1,5	100

Gestantes															
≤18 anos	66	80	1.800	1,2	1,4	ND	1,2	1,4	ND	14	18	30	1,6	1,9	80
19-30 anos	70	85	2.000	1,2	1,4	ND	1,2	1,4	ND	14	18	35	1,6	1,9	100
31-50 anos	70	85	2.000	1,2	1,4	ND	1,2	1,4	ND	14	18	35	1,6	1,9	100
Lactantes															
≤18 anos	96	115	1.800	1,2	1,4	ND	1,3	1,6	ND	13	17	30	1,7	2,0	80
19-30 anos	100	120	2.000	1,2	1,4	ND	1,3	1,6	ND	13	17	35	1,7	2,0	100
31-50 anos	100	120	2.000	1,2	1,4	ND	1,3	1,6	ND	13	17	35	1,7	2,0	100

Fonte: IOM (1998, 2000a)[3,4] Health Canada (2010)[16]. Esta tabela apresenta as *Estimated Average Requirements* (EAR), *Recommended Dietary Allowances* (RDA), *Adequate Intakes* (AI) seguidas por asterisco (*) e *Tolerable Upper Intake Levels* (UL). ND = não determinado. (8) Porque fumar aumenta o estresse oxidativo e o volume de metabólitos da vitamina C, o requisito para fumantes é aumentado 35mg/dia. (9) Devido à falta de dados adequados, não foi possível estabelecer UL de tiamina e riboflavina. Isso não significa que não há nenhum potencial de efeitos nocivos resultantes de consumos elevados. (10) Como equivalentes de niacina (NE). Consulte fatores de conversão para obter mais detalhes. (11) O UL de niacina aplica-se somente para fórmulas sintéticas obtidas a partir de suplementos, alimentos fortificados ou uma combinação dos dois.
Nota: estes são valores de referência para indivíduos aparentemente saudáveis.

Dietary Reference Intakes – Valores de Referência para Vitaminas

Unidade	Folato (12) µg/dia (DFE)			Vitamina B$_{12}$ µg/dia			Ácido pantotênico mg/dia		Biotina µg/dia		Colina (15) mg/dia	
	EAR	RDA/AI	UL (13)	EAR	RDA/AI	UL (14)	AI	UL (14)	AI	UL (14)	AI	UL
Lactentes												
0-6 meses	ND	65*	ND	ND	0,4*	ND	1,7*	ND	5*	ND	125*	ND
7-12 meses	ND	80*	ND	ND	0,5*	ND	1,8*	ND	6*	ND	150*	ND
Crianças												
1-3 anos	120	150	300	0,7	0,9	ND	2*	ND	8*	ND	200*	1.000
4-8 anos	160	200	400	1,0	1,2	ND	3*	ND	12*	ND	250*	1.000
Homens												
9-13 anos	250	300	600	1,5	1,8	ND	4*	ND	20*	ND	375*	2.000
14-18 anos	330	400	800	2,0	2,4	ND	5*	ND	25*	ND	550*	3.000
19-30 anos	320	400	1.000	2,0	2,4	ND	5*	ND	30*	ND	550*	3.500
31-50 anos	320	400	1.000	2,0	2,4	ND	5*	ND	30*	ND	550*	3.500
51-70 anos	320	400	1.000	2,0	2,4^c	ND	5*	ND	30*	ND	550*	3.500
>70 anos	320	400	1.000	2,0	2,4^c	ND	5*	ND	30*	ND	550*	3.500
Mulheres												
9-13 anos	250	300	600	1,5	1,8	ND	4*	ND	20*	ND	375*	2.000
14-18 anos	330	400^a	800	2,0	2,4	ND	5*	ND	25*	ND	400*	3.000
19-30 anos	320	400^a	1.000	2,0	2,4	ND	5*	ND	30*	ND	425*	3.500
31-50 anos	320	400^a	1.000	2,0	2,4	ND	5*	ND	30*	ND	425*	3.500
51-70 anos	320	400	1.000	2,0	2,4^c	ND	5*	ND	30*	ND	425*	3.500
>70 anos	320	400	1.000	2,0	2,4^c	ND	5*	ND	30*	ND	425*	3.500

Gestantes													
≤18 anos	520	600[b]	800	2,2	2,6	ND	6*	ND	30*	ND	450*	3.000	
19-30 anos	520	600[b]	1.000	2,2	2,6	ND	6*	ND	30*	ND	450*	3.500	
31-50 anos	520	600[b]	1.000	2,2	2,6	ND	6*	ND	30*	ND	450*	3.500	
Lactantes													
≤18 anos	450	500	800	2,4	2,8	ND	7*	ND	35*	ND	550*	3.000	
19-30 anos	450	500	1.000	2,4	2,8	ND	7*	ND	35*	ND	550*	3.500	
31-50 anos	450	500	1.000	2,4	2,8	ND	7*	ND	35*	ND	550*	3.500	

Fonte: IOM (1998)[3], Health Canada (2010)[16]. Esta tabela apresenta as *Estimated Average Requirements* (EAR), *Recommended Dietary Allowances* (RDA), *Adequate Intakes* (AI) seguidas por asterisco (*) e *Tolerable Upper Intake Levels* (UL). ND = não determinado. (12) Como equivalentes de folato dietético (DFE). Consulte fatores de conversão para obter mais detalhes. (13) O UL de ácido fólico aplica-se apenas às formas sintéticas obtidas a partir de suplementos, alimentos fortificados ou uma combinação dos dois. (14) Devido à falta de dados adequados, não foi possível estabelecer UL de vitamina B_{12}, ácido pantotênico ou biotina. Isso não significa que não haja nenhum potencial de efeitos nocivos resultantes de consumos elevados. (15) Embora AI estejam definidas para a colina, existem poucos dados para avaliar se é necessária uma fonte alimentar de colina em todos os estágios do ciclo de vida, e pode ser que a exigência de colina possa ser atendida por síntese endógena em alguns destes estágios. *a.* Em vista de provas ligando o uso de suplementos contendo ácido fólico antes da concepção e durante o início da gestação com risco reduzido de defeitos do tubo neural do feto, recomenda-se que todas as mulheres capazes de se tornar gestantes tomem um suplemento contendo 400 µg de ácido fólico cada dia, além da quantidade de ácido fólico encontrada em uma dieta saudável. *b.* Presume-se que as mulheres vão continuar consumindo o ácido fólico, 400µg de suplementos, até que sua gestação seja confirmada e entrem nos cuidados pré-natais. O momento crítico para a formação do tubo neural é logo após a concepção. *c.* Como 10% a 30% das pessoas mais velhas podem ter má absorção alimentar de vitamina B_{12}, é aconselhável para aqueles com mais de 50 anos, para atender a RDA, consumir alimentos fortificados com vitamina B_{12} ou um suplemento que contém vitamina B_{12}.

Dietary Reference Intakes – Valores de Referência para Minerais

Unidade	Arsênico (16) ND		Boro mg/dia		Cálcio mg/dia			Cromo µg/dia		Cobre µg/dia			Fluoreto mg/dia		Iodo µg/dia		
	AI	UL (17)	AI	UL	EAR	RDA/AI	UL	AI	UL	EAR	RDA/AI	UL	AI	UL	EAR	RDA/AI	UL
Lactentes																	
0-6 meses	ND	ND	ND	ND	ND	200*	ND	0,2*	ND	ND	200*	ND	0,01*	0,7	ND	110*	ND
7-12 meses	ND	ND	ND	ND	ND	260*	ND	5,5*	ND	ND	220*	ND	0,5*	0,9	ND	130*	ND
Crianças																	
1-3 anos	ND	ND	ND	3	500	700*	2.500	11*	ND	260	340	1.000	0,7*	1,3	65	90	200
4-8 anos	ND	ND	ND	6	800	1.000*	2.500	15*	ND	340	440	3.000	1*	2,2	65	90	300
Homens																	
9-13 anos	ND	ND	ND	11	1.100	1.300*	2.500	25*	ND	540	700	5.000	2*	10	73	120	600
14-18 anos	ND	ND	ND	17	1.100	1.300*	2.500	35*	ND	685	890	8.000	3*	10	95	150	900
19-30 anos	ND	ND	ND	20	800	1.000*	2.500	35*	ND	700	900	10.000	4*	10	95	150	1.100
31-50 anos	ND	ND	ND	20	800	1.000*	2.500	35*	ND	700	900	10.000	4*	10	95	150	1.100
51-70 anos	ND	ND	ND	20	800	1.000*	2.500	30*	ND	700	900	10.000	4*	10	95	150	1.100
>70 anos	ND	ND	ND	20	1.000	1.200*	2.500	30*	ND	700	900	10.000	4*	10	95	150	1.100
Mulheres																	
9-13 anos	ND	ND	ND	11	1.100	1.300*	2.500	21*	ND	540	700	5.000	2*	10	73	120	600
14-18 anos	ND	ND	ND	17	1.100	1.300*	2.500	24*	ND	685	890	8.000	3*	10	95	150	900
19-30 anos	ND	ND	ND	20	800	1.000*	2.500	25*	ND	700	900	10.000	3*	10	95	150	1.100
31-50 anos	ND	ND	ND	20	800	1.000*	2.500	25*	ND	700	900	10.000	3*	10	95	150	1.100
51-70 anos	ND	ND	ND	20	1.000	1.200*	2.500	20*	ND	700	900	10.000	3*	10	95	150	1.100
>70 anos	ND	ND	ND	20	1.000	1.200*	2.500	20*	ND	700	900	10.000	3*	10	95	150	1.100

Grupo																
Gestantes																
≤18 anos	ND	ND	17	1.000	1.300*	2.500	29*	ND	785	1.000	8.000	3*	10	160	220	900
19-30 anos	ND	ND	20	800	1.000*	2.500	30*	ND	800	1.000	10.000	3*	10	160	220	1.100
31-50 anos	ND	ND	20	800	1.000*	2.500	30*	ND	800	1.000	10.000	3*	10	160	220	1.100
Lactantes																
≤18 anos	ND	ND	17	1.000	1.300*	2.500	44*	ND	985	1.300	8.000	3*	10	209	290	900
19-30 anos	ND	ND	20	800	1.000*	2.500	44*	ND	1.000	1.300	10.000	3*	10	209	290	1.100
31-50 anos	ND	ND	20	800	1.000*	2.500	45*	ND	1.000	1.300	10.000	3*	10	209	290	1.100

Fonte: IOM (1997, 2000b, 2011)[2,5,10]; Health Canada (2010)[16]. Esta tabela apresenta as *Estimated Average Requirements* (EAR), *Recommended Dietary Allowances* (RDA), *Adequate Intakes* (AI) seguidas por asterisco (*) e *Tolerable Upper Intake Levels* (UL). ND = não determinado. (16) Embora o UL não tenha sido determinado para o arsênico, não há nenhuma justificativa para a adição de arsênico aos alimentos ou suplementos. (17) Devido à falta de dados adequados, não foi possível estabelecer UL de arsênico e cromo. Isso não significa que não haja nenhum potencial de efeitos nocivos resultantes de consumos elevados.

Nota: estes são valores de referência para indivíduos aparentemente saudáveis.

Dietary Reference Intakes – Valores de Referência para Minerais

Unidade	Ferro (18) mg/dia			Magnésio mg/dia			Manganês mg/dia		Molibdênio µg/dia			Níquel mg/dia		Fósforo mg/dia		
	EAR	RDA/AI	UL	EAR	RDA/AI	UL (19)	AI	UL	EAR	RDA/AI	UL	AI	UL	EAR	RDA/AI	UL
Lactentes																
0-6 meses	ND	0,27*	40	ND	30*	ND	0,003*	ND	ND	2*	ND	ND	ND	ND	100*	ND
7-12 meses	6,9	11	40	ND	75*	ND	0,6*	ND	ND	3*	ND	ND	ND	ND	275*	ND
Crianças																
1-3 anos	3,0	7	40	65	80	65	1,2*	2	13	17	300	ND	0,2	380	460	3.000
4-8 anos	4,1	10	40	110	130	110	1,5*	3	17	22	600	ND	0,3	405	500	3.000
Homens																
9-13 anos	5,9	8	40	200	240	350	1,9*	6	26	34	1.100	ND	0,6	1.055	1.250	4.000
14-18 anos	7,7	11	45	340	410	350	2,2*	9	33	43	1.700	ND	1,0	1.055	1.250	4.000
19-30 anos	6	8	45	330	400	350	2,3*	11	34	45	2.000	ND	1,0	580	700	4.000
31-50 anos	6	8	45	350	420	350	2,3*	11	34	45	2.000	ND	1,0	580	700	4.000
51-70 anos	6	8	45	350	420	350	2,3*	11	34	45	2.000	ND	1,0	580	700	4.000
>70 anos	6	8	45	350	420	350	2,3*	11	34	45	2.000	ND	1,0	580	700	3.000
Mulheres																
9-13 anos	5,7	8[d]	40	200	240	350	1,6*	6	26	34	1.100	ND	0,6	1.055	1.250	4.000
14-18 anos	7,9	15[d]	45	300	360	350	1,6*	9	33	43	1.700	ND	1,0	1.055	1.250	4.000
19-30 anos	8,1	18[d]	45	255	310	350	1,8*	11	34	45	2.000	ND	1,0	580	700	4.000
31-50 anos	8,1	18[d]	45	265	320	350	1,8*	11	34	45	2.000	ND	1,0	580	700	4.000
51-70 anos	5[d]	8[d]	45	265	320	350	1,8*	11	34	45	2.000	ND	1,0	580	700	4.000
>70 anos	5[d]	8[d]	45	265	320	350	1,8*	11	34	45	2.000	ND	1,0	580	700	3.000

Gestantes																
≤18 anos	23	27	45	335	400	350	2,0*	9	40	50	1.700	ND	1,0	1.055	1.250	3.500
19-30 anos	22	27	45	290	350	350	2,0*	11	40	50	2.000	ND	1,0	580	700	3.500
31-50 anos	22	27	45	300	360	350	2,0*	11	40	50	2.000	ND	1,0	580	700	3.500
Lactantes																
≤18 anos	7	10	45	300	360	350	2,6*	9	35	50	1.700	ND	1,0	1.055	1.250	4.000
19-30 anos	6,5	9	45	255	310	350	2,6*	11	36	50	2.000	ND	1,0	580	700	4.000
31-50 anos	6,5	9	45	265	320	350	2,6*	11	36	50	2.000	ND	1,0	580	700	4.000

Fonte: IOM (1997, 2000b)[2,5], Health Canada (2010)[16]. Esta tabela apresenta as *Estimated Average Requirements* (EAR), *Recommended Dietary Allowances* (RDA), *Adequate Intakes* (AI) seguidas por asterisco (*) e *Tolerable Upper Intake Levels* (UL). ND = não determinado. (18) A exigência de ferro é 1,8 vez maior para os vegetarianos devido à baixa biodisponibilidade de ferro em uma dieta vegetariana. (19) O UL de magnésio representa a ingestão de um agente farmacológico apenas e não inclui a ingestão de alimentos e água. *d.* Para a EAR e a RDA é assumido que as meninas com menos de 14 anos não menstruam ou aquelas com 14 ou mais que menstruam. Supõe-se que as mulheres com 51 anos ou mais são pós-menopausadas.
Nota: estes são valores de referência para indivíduos aparentemente saudáveis.

Dietary Reference Intakes – Valores de Referência para Minerais

Unidade	Selênio µg/dia EAR	RDA/AI	UL	Silício (20) AI	UL (21)	Vanádio (22) mg/dia AI	UL	Zinco (23) mg/dia EAR	RDA/AI	UL	Potássio (24) mg/dia AI	UL (21)	Sódio (25) mg/dia AI	UL	Cloreto (26) mg/dia AI	UL	Sulfato (27) AI	UL (21)
Lactentes																		
0-6 meses	ND	15*	45	ND	ND	ND	ND	ND	2*	4	400*	ND	120*	ND	180*	ND	ND	ND
7-12 meses	ND	20*	60	ND	ND	ND	ND	2,5	3	5	700*	ND	370*	ND	570*	ND	ND	ND
Crianças																		
1-3 anos	17	20	90	ND	ND	ND	ND	2,5	3	7	3.000*	ND	1.000*	1.500	1.500*	2.300	ND	ND
4-8 anos	23	30	150	ND	ND	ND	ND	4,0	5	12	3.800*	ND	1.200*	1.900	1.900*	2.900	ND	ND
Homens																		
9-13 anos	35	40	280	ND	ND	ND	ND	7,0	8	23	4.500*	ND	1.500*	2.200	2.300*	3.400	ND	ND
14-18 anos	45	55	400	ND	ND	ND	ND	8,5	11	34	4.700*	ND	1.500*	2.300	2.300*	3.600	ND	ND
19-30 anos	45	55	400	ND	ND	ND	1.8	9,4	11	40	4.700*	ND	1.500*	2.300	2.300*	3.600	ND	ND
31-50 anos	45	55	400	ND	ND	ND	1.8	9,4	11	40	4.700*	ND	1.500*	2.300	2.300*	3.600	ND	ND
51-70 anos	45	55	400	ND	ND	ND	1.8	9,4	11	40	4.700*	ND	1.300*	2.300	2.000*	3.600	ND	ND
>70 anos	45	55	400	ND	ND	ND	1.8	9,4	11	40	4.700*	ND	1.200*	2.300	1.800*	3.600	ND	ND
Mulheres																		
9-13 anos	35	40	280	ND	ND	ND	ND	7,0	8	23	4.500*	ND	1.500*	2.200	2.300*	3.400	ND	ND
14-18 anos	45	55	400	ND	ND	ND	ND	7,3	9	34	4.700*	ND	1.500*	2.300	2.300*	3.600	ND	ND
19-30 anos	45	55	400	ND	ND	ND	1.8	6,8	8	40	4.700*	ND	1.500*	2.300	2.300*	3.600	ND	ND
31-50 anos	45	55	400	ND	ND	ND	1.8	6,8	8	40	4.700*	ND	1.500*	2.300	2.300*	3.600	ND	ND
51-70 anos	45	55	400	ND	ND	ND	1.8	6,8	8	40	4.700*	ND	1.300*	2.300	2.000*	3.600	ND	ND
>70 anos	45	55	400	ND	ND	ND	1.8	6,8	8	40	4.700*	ND	1.200*	2.300	1.800*	3.600	ND	ND

Gestantes															
≤18 anos	49	60	400	ND	ND	10,5	12	34	4.700*	ND	1.500*	2.300	2.300*	3.600	ND
19-30 anos	49	60	400	ND	ND	9,5	11	40	4.700*	ND	1.500*	2.300	2.300*	3.600	ND
31-50 anos	49	60	400	ND	ND	9,5	11	40	4.700*	ND	1.500*	2.300	2.300*	3.600	ND
Lactantes															
≤18 anos	59	70	400	ND	ND	10,9	13	34	5.100*	ND	1.500*	2.300	2.300*	3.600	ND
19-30 anos	59	70	400	ND	ND	10,4	12	40	5.100*	ND	1.500*	2.300	2.300*	3.600	ND
31-50 anos	59	70	400	ND	ND	10,4	12	40	5.100*	ND	1.500*	2.300	2.300*	3.600	ND

Fonte: IOM (2000a, 2000b, 2004)[4,5,8], Health Canada (2010)[16]. Esta tabela apresenta as *Estimated Average Requirements* (EAR), *Recommended Dietary Allowances* (RDA), *Adequate Intakes* (AI) seguidas por asterisco (*) e *Tolerable Upper Intake Levels* (UL). ND = não determinado. (20) Não foram observados efeitos adversos em seres humanos para silício, no entanto, não há nenhuma justificativa para a adição de silício em suplementos. (21) Devido à falta de dados adequados, não foi possível estabelecer UL de silício, potássio e sulfato. Isso não significa que não haja nenhum potencial de efeitos nocivos resultantes de consumos elevados. (22) Embora não tenham sido observados efeitos adversos causados pelo vanádio alimentar em seres humanos, não se justifica a adição de vanádio a alimentos, e suplementos de vanádio devem ser usados com cuidado. O UL é baseado em efeitos adversos em animais de laboratório e dados poderiam ser usados para definir um UL para adultos, mas não em crianças e adolescentes. (23) A exigência de zinco pode até 50% maior para os vegetarianos, particularmente para os vegetarianos estritos, cujos principais alimentos são cereais e leguminosas, devido à baixa biodisponibilidade de zinco em uma dieta vegetariana. (24) Os efeitos benéficos do potássio parecem estar, principalmente, nas formas de potássio encontradas naturalmente em alimentos como frutas e legumes. Potássio suplementar só deve ser usado sob supervisão médica por causar potencial toxicidade: (25) Gramas de sódio × 2,53 = gramas de sal. (26) Sódio e o cloreto são normalmente encontrados juntos em alimentos como o cloreto de sódio (sal de cozinha). Por esta razão, AI e UL do cloreto de sódio são definidos em um nível equivalente em uma base molar de sódio, uma vez que quase todo o cloreto dietético vem com sódio adicionado durante o processamento ou consumo de alimentos. (27) Uma AI de sulfato não foi estabelecida porque os requisitos de sulfato são atingidos quando a ingestão dietética contém níveis recomendados de enxofre e aminoácidos (proteínas).

Unidade	Carboidrato (Digestível)			Proteína total (29)				Gordura total		Ácido linoleico (n-6)		Ácido α-linolênico (n-3)		Fibra total (31)		Água total (33)	
	g/dia			g/kg/dia		g/dia (30)		g/dia		g/dia		g/dia		g/dia		L/dia	
	EAR	RDA/ AI	UL (28)	EAR	RDA/ AI	RDA/ AI	UL (28)	AI	UL (28)	AI	UL (28)	AI	UL (28)	AI (32)	UL (28)	AI	UL (28)
Lactentes																	
0-6 meses	ND	60*	ND	ND	1,52*	9,1*	ND	31*	ND	4,4*	ND	0,5*	ND	ND	ND	0,7*	ND
7-12 meses	ND	95*	ND	1,0	1,2	11,0	ND	30*	ND	4,6*	ND	0,5*	ND	ND	ND	0,8*	ND
Crianças																	
1-3 anos	100	130	ND	0,87	1,05	13	ND	ND	ND	7*	ND	0,7*	ND	19*	ND	1,3*	ND
4-8 anos	100	130	ND	0,76	0,95	19	ND	ND	ND	10*	ND	0,9*	ND	25*	ND	1,7*	ND
Homens																	
9-13 anos	100	130	ND	0,76	0,95	34	ND	ND	ND	12*	ND	1,2*	ND	31*	ND	2,4*	ND
14-18 anos	100	130	ND	0,73	0,85	52	ND	ND	ND	16*	ND	1,6*	ND	38*	ND	3,3*	ND
19-30 anos	100	130	ND	0,66	0,80	56	ND	ND	ND	17*	ND	1,6*	ND	38*	ND	3,7*	ND
31-50 anos	100	130	ND	0,66	0,80	56	ND	ND	ND	17*	ND	1,6*	ND	38*	ND	3,7*	ND
51-70 anos	100	130	ND	0,66	0,80	56	ND	ND	ND	14*	ND	1,6*	ND	30*	ND	3,7*	ND
>70 anos	100	130	ND	0,66	0,80	56	ND	ND	ND	14*	ND	1,6*	ND	30*	ND	3,7*	ND
Mulheres																	
9-13 anos	100	130	ND	0,76	0.95	34	ND	ND	ND	10*	ND	1,0*	ND	26*	ND	2,1*	ND
14-18 anos	100	130	ND	0,71	0.85	46	ND	ND	ND	11*	ND	1,1*	ND	26*	ND	2,3*	ND
19-30 anos	100	130	ND	0,66	0.80	46	ND	ND	ND	12*	ND	1,1*	ND	25*	ND	2,7*	ND
31-50 anos	100	130	ND	0,66	0.80	46	ND	ND	ND	12*	ND	1,1*	ND	25*	ND	2,7*	ND
51-70 anos	100	130	ND	0,66	0.80	46	ND	ND	ND	11*	ND	1,1*	ND	21*	ND	2,7*	ND
>70 anos	100	130	ND	0,66	0.80	46	ND	ND	ND	11*	ND	1,1*	ND	21*	ND	2,7*	ND

Gestantes																	
≤18 anos	135	175	ND	0,88[e]	1,1[e]	71[f]	ND	ND	ND	13*	ND	1,4*	ND	28*	ND	3,0*	ND
19-30 anos	135	175	ND	0,88[e]	1,1[e]	71[f]	ND	ND	ND	13*	ND	1,4*	ND	28*	ND	3,0*	ND
31-50 anos	135	175	ND	0,88[e]	1,1[e]	71[f]	ND	ND	ND	13*	ND	1,4*	ND	28*	ND	3,0*	ND
Lactantes																	
≤18 anos	160	210	ND	1,05	1,3	71	ND	ND	ND	13*	ND	1,3*	ND	29*	ND	3,8*	ND
19-30 anos	160	210	ND	1,05	1,3	71	ND	ND	ND	13*	ND	1,3*	ND	29*	ND	3,8*	ND
31-50 anos	160	210	ND	1,05	1,3	71	ND	ND	ND	13*	ND	1,3*	ND	29*	ND	3,8*	ND

Fonte: IOM (2004, 2005)[8,9], Health Canada (2010)[16]. Esta tabela apresenta as *Estimated Average Requirements* (EAR), *Recommended Dietary Allowances* (RDA), *Adequate Intakes* (AI) seguidas por asterisco (*) e *Tolerable Upper Intake Levels* (UL). ND = não determinado. (28) Embora o UL não tenha sido definido para qualquer um dos macronutrientes, a ausência de dados definitivos não significa que as pessoas podem tolerar ingestão crônica dessas substâncias em níveis elevados. (29) Não há evidência para recomendar uma exigência de proteína diferente para os vegetarianos que consomem misturas complementares de proteínas vegetais, uma vez que estas podem fornecer a mesma qualidade da proteína que a partir de proteínas animais. (30) Recomendações de proteína total são determinadas como o montante necessário por peso de corpo (kg) multiplicado pelo peso de referência. (31) O total de fibras é definido como a soma de fibras dietéticas e fibra funcional. Consulte definições para mais detalhes. (32) A AI para o total de fibras é baseada em 14g/1.000kcal, multiplicado pela ingestão energética usual baseada na pesquisa contínua de ingestão de alimentos por indivíduos (CSFII 1994-1996, 1998). (33) O total de água inclui água potável, água em bebidas e a água que é parte da comida. e. A EAR e a RDA para gestantes são apenas para o segundo semestre de gestação. Para o primeiro semestre de gestação, requerimentos de proteínas são os mesmos para mulheres não gestantes.

Anexo 2 Variação intrapessoal da ingestão (Vint) de inquéritos dietéticos populacionais

Estimativas de variação intrapessoal da ingestão, expressa como desvio padrão (DP$_{intr}$)^a de vitaminas e minerais

Nutrientes^b	Crianças 4 a 8 anos		Adolescentes 9 a 18 anos		Adultos 19 a 50 anos		Adultos > 51 anos	
	M	F	M	F	M	F	M	F
Vitamina A (μg)*	723	808	898	852	1.160	1.300	1.619	1.255
Caroteno (RE)*	454	452	681	549	875	799	919	796
Vitamina E (mg)*	3	3	5	4	7	5	9	6
Vitamina C (mg)*	74	61	93	81	93	73	72	61
Tiamina (mg)	0,5	0,5	0,8	0,6	0,9	0,6	0,7	0,5
Riboflavina (mg)	0,7	0,6	1	0,7	1	0,6	0,8	0,6
Niacina (mg)	7	6	11	8	12	9	9	7
Vitamina B$_6$ (mg)	0,7	0,6	1	0,7	1	0,8	0,8	0,6
Folato (μg)	117	99	176	128	180	131	150	12
Vitamina B$_{12}$ (mg)*	4,7	9,6	5	5,5	13	12	14	10
Cálcio (mg)	353	313	505	374	492	325	339	256
Fósforo (mg)	352	321	542	410	573	395	408	313
Magnésio (mg)	71	61	109	86	122	86	94	74

Ferro (mg)	6	5	9	6	9	7	7	5
Zinco (mg)	4	3	8	5	9	6	8	5
Cobre (mg)	0,4	0,4	0,6	0,5	0,7	0,6	0,7	0,5
Sódio (mg)	957	930	1.630	1.313	1.819	1.839	1.323	1.016
Potássio (mg)	750	631	1.130	866	1.147	851	922	723
Energia (kcal)	478	427	800	628	854	576	590	448
Gordura total (g)	23,9	21,3	38,2	29,8	42,7	29,9	31,8	24,0
Gordura saturada (g)	9,6	8,5	15,3	11,3	15,9	10,9	11,4	8,6
Gordura monoinsaturada (g)	9,9	8,6	15,5	12,4	17,4	12,0	13,0	9,7
Gordura polinsaturada (g)	5,5	5,1	8,7	7,3	11,3	8,4	8,8	7,0
Carboidrato (g)	70,8	61,7	113	88,1	109	75,2	79,5	59,9
Proteína (g)	20,4	19,2	33,9	26,2	40,4	26,6	28,6	22,1
Fibra (g)	5,3	4,6	8,7	6,2	9,2	6,5	7,7	5,9
Colesterol (mg)	137	129	199	145	227	168	201	144

Nota: quando o CV é maior do que 60% a 70%, a distribuição não é normal (nutrientes com *), e os métodos aqui apresentados não são confiáveis. [a]Raiz quadrada da variância residual. [b]Ingestão de nutrientes apenas dos alimentos; os dados não incluem a ingestão de suplementos.
M = Masculino, F = Feminino.
Fonte: adaptado de IOM (2000c)[6]. Dados do *Continuing Survey of Food Intakes by Individuals* 1994-1996.

Anexo 3 Tabela de distribuição normal para interpretação do valor de Z

Z	ρ	Z	ρ	Z	ρ	Z	ρ	Z	ρ	Z	ρ
−4,00	0,00003	−2,05	0,0202	−1,00	0,1587	0,00	0,5000	1,05	0,8531	2,10	0,9821
−3,50	0,00023	−2,00	0,0228	−0,95	0,1711	0,05	0,5199	1,10	0,8643	2,15	0,9842
−3,00	0,0013	−1,95	0,0256	−0,90	0,1841	0,10	0,5398	1,15	0,8749	2,20	0,9861
−2,95	0,0016	−1,90	0,0287	−0,85	0,1977	0,15	0,5596	1,20	0,8849	2,25	0,9878
−2,90	0,0019	−1,85	0,0322	−0,80	0,2119	0,20	0,5793	1,25	0,8944	2,30	0,9893
−2,85	0,0022	−1,80	0,0359	−0,75	0,2266	0,25	0,5987	1,30	0,9032	2,35	0,9906
−2,80	0,0026	−1,75	0,0401	−0,70	0,2420	0,30	0,6179	1,35	0,9115	2,40	0,9918
−2,75	0,0030	−1,70	0,0446	−0,65	0,2578	0,35	0,6368	1,40	0,9192	2,45	0,9929
−2,70	0,0035	−1,65	0,0495	−0,60	0,2743	0,40	0,6554	1,45	0,9265	2,50	0,9938
−2,65	0,0040	−1,60	0,0548	−0,55	0,2912	0,45	0,6736	1,50	0,9332	2,55	0,9946
−2,60	0,0047	−1,55	0,0606	−0,50	0,3085	0,50	0,6915	1,55	0,9394	2,60	0,9953
−2,55	0,0054	−1,50	0,0668	−0,45	0,3264	0,55	0,7088	1,60	0,9452	2,65	0,9960
−2,50	0,0062	−1,45	0,0735	−0,40	0,3446	0,60	0,7257	1,65	0,9505	2,70	0,9965
−2,45	0,0071	−1,40	0,0808	−0,35	0,3632	0,65	0,7422	1,70	0,9554	2,75	0,9970
−2,40	0,0082	−1,35	0,0885	−0,30	0,3821	0,70	0,7580	1,75	0,9599	2,80	0,9974
−2,35	0,0094	−1,30	0,0968	−0,25	0,4013	0,75	0,7734	1,80	0,9641	2,85	0,9978
−2,30	0,0107	−1,25	0,1056	−0,20	0,4207	0,80	0,7881	1,85	0,9678	2,90	0,9981
−2,25	0,0122	−1,20	0,1151	−0,15	0,4404	0,85	0,8023	1,90	0,9713	2,95	0,9984
−2,20	0,0139	−1,15	0,1251	−0,10	0,4602	0,90	0,8159	1,95	0,9744	3,00	0,9987
−2,15	0,0158	−1,10	0,1357	−0,05	0,4801	0,95	0,8289	2,00	0,9772	3,50	0,99977
−2,10	0,0179	−1,05	0,1469	0,00	0,5000	1,00	0,8413	2,05	0,9798	4,00	0,99997

Fonte: adaptado de Arango (2012)[17].

Anexo 4 Equações para estimativas dos requerimentos energéticos (EER)

Lactentes e crianças jovens **Exigência de Energia Estimada (kcal/dia) = Gasto Energético Total + Energia de deposição**	
0-3 meses	EER = (89 × peso [kg] – 100) + 175
4-6 meses	EER = (89 × peso [kg] – 100) + 56
7-12 meses	EER = (89 × peso [kg] – 100) + 22
13-35 meses	EER = (89 × peso [kg] – 100) + 20
Crianças e adolescentes 3-18 anos **Requerimento Energético Estimado (kcal/dia) = Gasto Energético Total + Energia de deposição**	
Meninos 3-8 anos	EER = 88,5 – (61,9 × idade [anos]) + PA × { (26,7 × peso [kg]) + (903 × altura [m]) } + 20
9-18 anos	EER = 88,5 – (61,9 × idade [anos]) + PA × { (26,7 × peso [kg]) + (903 × altura [m]) } + 25
Meninas 3-8 anos	EER = 135,3 – (30,8 × idade [anos]) + PA × { (10,0 × peso [kg]) + (934 × altura [m]) } + 20
9-18 anos	EER = 135,3 – (30,8 × idade [anos]) + PA × { (10,0 × peso [kg]) + (934 × altura [m]) } + 25
Adultos 19 anos ou mais **Requerimento Energético Estimado (kcal/dia) = Gasto Energético Total**	
Homem	EER = 662 – (9,53 × idade [anos]) + PA × { (15,91 × peso [kg]) + (539,6 × altura [m]) }
Mulher	EER = 354 – (6,91 × idade [anos]) + PA × { (9,36 × peso [kg]) + (726 × altura [m]) }
Gestantes **Requerimento Energético Estimado (kcal/dia) = EER não gestante + Energia de deposição para gestantes**	
1º trimestre	EER = Não gestante EER + 0
2º trimestre	EER = Não gestante EER + 340
3º trimestre	EER = Não gestante EER + 452
Lactantes **Requerimento Energético Estimado (kcal/dia) = EER não gestante + Energia para o leite – perda de peso**	
0-6 meses pós-parto	EER = Não gestante EER + 500 – 170
7-12 meses pós-parto	EER = Não gestante EER + 400 – 0

Fonte: IOM (2005)[9], Health Canada (2010)[16].
Nota: estas equações fornecem uma estimativa do consumo de energia. Peso corporal relativo (ou seja, perda, estável, ganhos) é o indicador preferido de adequação de energia.

Anexo 5 Coeficientes de atividade física (valores de PA)
para uso em equações de EER

Nível de atividade física	Atividade física	Meninos 3-18 anos	Meninas 3-18 anos	Homens ≥ 19 anos	Mulheres ≥ 19 anos
Sedentário	Trabalhos domésticos de esforço leve a moderado, caminhadas para atividades relacionadas com o cotidiano, ficar sentado por várias horas	1,00	1,00	1,00	1,00
Pouco ativo	Atividade física moderada diária: 30-60 minutos (5-7km/h), além das atividades cotidianas	1,13	1,16	1,11	1,12
Ativo	Atividade física moderada diária: ≥ 60 minutos, além das atividades cotidianas	1,26	1,31	1,25	1,27
Muito ativo	Atividade física moderada diária: ≥ 60 minutos + 60 minutos de atividade vigorosa ou 120 minutos de atividade moderada, além das atividades cotidianas	1,42	1,56	1,48	1,45

Fonte: IOM (2005)[9].

Anexo 6 Desvio padrão estimado da EER (kcal/dia)

Idade (anos)	Homens	Mulheres
3-18	58	68
≥ 19	199	162

Fonte: IOM (2005)[9].

Anexo 7 *Dietary Reference Intakes* – Valores de Referência para Macronutrientes. Acceptable Macronutrient Distribution Ranges (AMDR)

	Carboidrato total	Proteína total	Gordura total	n-6 Ácidos graxos polinsaturados (ácido linoleico)	n-3 Ácidos graxos polinsaturados (ácido α-linolênico)
Homens e mulheres*	Percentual de energia	Percentual de energia	Percentual de energia	Percentual de energia	Percentual de energia**
1-3 anos	45–65%	5–20%	30–40%	5–10%	0,6–1,2%
4-18 anos	45–65%	10–30%	25–35%	5–10%	0,6–1,2%
19 anos ou mais	45–65%	10–35%	20–35%	5–10%	0,6–1,2%

Fonte: IOM (2005)[13].
Nota: *inclui mulheres gestantes e lactantes. **Até 10% do AMDR pode ser consumido como ácido eicosapentaenoico (EPA) e/ou ácido docosaexaenoico (DHA).

Referências

1. INSTITUTE OF MEDICINE. Food and Nutrition Board. *How should the recommended dietary allowances be revised?* Washington DC: National Academy Press, 1994.

2. _____. *Dietary Reference Intakes for Calcium, Phosphorus, Magnesium, Vitamin D, and Fluoride.* Washington, DC: National Academy Press; 1997.

3. _____. *Dietary Reference Intakes for Thiamin, Riboflavin, Niacin, Vitamin B6, Folate, Vitamin B12, Pantothenic Acid, Biotin, and Choline.* Washington, DC: National Academy Press; 1998.

4. _____. *Dietary Reference Intakes for Vitamin C, Vitamin E, Selenium, and Carotenoids.* Washington, DC: National Academy Press 2000a.

5. _____. *Dietary Reference Intakes for Vitamin A, Vitamin K, Arsenic, Boron, Chromium, Copper, Iodine, Iron, Manganese, Molybdenum, Nickel, Silicon, Vanadium, and Zinc.* Washington, DC: National Academy Press, 2000b.

6. _____. *Dietary Reference Intakes: Applications in Dietary Assessment.* Washington DC: National Academy Press, 2000c.

7. _____. Food and Nutrition Board. *Dietary Reference Intakes: Applications in Dietary Planning.* Washington DC: National Academy Press, 2003.

8. _____. *Dietary Reference Intakes for Water, Potassium, Sodium, Chloride, and Sulfate.* Washington, DC: National Academy Press, 2004.

9. _____. *Dietary Reference Intakes for Energy, Carbohydrate, Fiber, Fat, Fatty Acids, Cholesterol, Protein, and Amino Acids (Macronutrients).* Washington, DC: National Academy Press, 2005.

10. _____. *Dietary Reference Intakes for Calcium and Vitamin D.* Washington, DC: National Academy Press, 2011.

11. BARR, S.I. Applications of Dietary References Intakes in dietary assessment and planning**.** *Applied Physiology, Nutrition, and Metabolism*, v. 31, p. 66-73. 2006.

12. CARRIQUIRY, A.L. Assessing the prevalence of nutrient inadequacy. *Public Health Nutrition*, v. 2, n. 1, p. 23-33, 1999.

13. MURPHY, S.P.; POOS, M.I. Dietary Reference Intakes: summary of applications in dietary assessment. *Public Health Nutrition*, v. 5, n. 6A, p. 843-849. 2002.

14. AMAYA-FARFAN, J.; DOMENE, S.M.A.; PADOVANI, R.M. DRI: Síntese comentada das novas propostas sobre recomendações nutricionais para antioxidantes. *Revista de Nutrição*, v. 14, n. 1, p. 71-8. 2001.

15. CUPPARI, L. Aplicações das DRIs na avaliação da ingestão de nutrientes para indivíduos. *In:* ILSI BRASIL. *Usos e aplicações das "Dietary Reference Intakes" DRIs.* ILSI/SBAN: São Paulo, 2001. p. 22-34.

16. HEALTH CANADA. Dietary Reference Intakes. *DRI Tables.* Modified: 29 nov. 2010. Disponível em: http://www.hc-sc.gc.ca/fn-an/alt_formats/hpfb-dgpsa/pdf/nutrition/dri_ tables–eng.pdf. Acesso em: 10 jan. 2011.

17. ARANGO, H.G. *Bioestatística, teórica e computacional.* 3. ed. Rio de Janeiro: Guanabara Koogan, 2012.

CAPÍTULO 6

Análise da Adequação do Consumo Alimentar de Grupos

Nadia Tavares Soares

Emanuel Diego dos Santos Penha

Patrícia Soares de Moura

Este capítulo objetiva embasar e orientar a operacionalização da análise da adequação nutricional da ingestão alimentar usual de grupos populacionais, tendo como fundamento publicações sobre análise de consumo alimentar, divulgadas pelo *Institute of Medicine*[1-4], *National Research Council*[5] e *Health Canada*[6]. Na sequência, abordaremos a avaliação do consumo de energia, macro e micronutrientes.

ANÁLISE DO CONSUMO DE ENERGIA

A análise do consumo médio de energia de um grupo pode ser feita pela avaliação do Índice de Massa Corporal (IMC) ou pela análise comparativa da ingestão de energia com o requerimento energético. Por ser o peso corporal um acurado marcador biológico da relação entre ingestão e gasto de energia, o IMC pode prover uma boa estimativa da adequação de energia. A comparação da ingestão média de energia com o respectivo requerimento está mais indicada para avaliação da extensão do sub-relato alimentar.

Teoricamente, a média de ingestão de um grupo é estável e deveria estar de acordo com o requerimento energético. Algumas pessoas são capazes de manter um peso corporal apropriado e nível de atividade física compatível com seus requerimentos energéticos. Porém, se um indivíduo está ganhando ou perdendo peso, sua ingestão energética é excessiva ou insuficiente. Assim, a proporção do grupo com IMC abaixo ou acima da variação normal deve ser interpretada como expressão da inadequação da ingestão de energia. No Quadro 6.1 encontra-se a ilustração de um perfil hipotético de IMC de um grupo de indivíduos. No exemplo apresentado, podemos afirmar que a proporção de indivíduos com IMC > 25 é elevada, refletindo um consumo energético excessivo, sendo mais acentuada no gênero feminino. Entretanto, uma pequena proporção de mulheres apresenta ingestão energética insuficiente (IMC < 18,5).

Quadro 6.1 Exemplo hipotético da proporção de indivíduos de determinado grupo, segundo a classificação do Índice de Massa Corporal (IMC) proposta pela Organização Mundial da Saúde*

IMC	Baixo peso < 18,5	Peso adequado 18,5 a 25	Sobrepeso/Obesidade > 25
Mulheres	1,0%	41%	58%
Homens	5,0%	50%	45%

*WHO. Obesity – preventing and managin the global epidemic, 1998.

A comparação da adequação do consumo de energia com a estimativa da necessidade de energia (*Estimated Energy Requirement* – EER) requer informações adicionais, além do IMC, como nível de atividade física, sexo, peso, altura e idade. Os passos seriam os seguintes:

1) registrar e analisar o consumo calórico do grupo;
2) calcular o IMC de todas as pessoas;
3) estimar o gasto energético (EER) de cada indivíduo;
4) calcular a média do gasto energético e do consumo calórico do grupo.

Na interpretação dos dados, a ingestão média de energia pode ser considerada adequada quando alcança a média da estimativa do requerimento de energia do grupo. A prevalência de inadequação é calculada pela proporção de indivíduos do grupo que não atingem os valores de referência calculados. Ou seja, se a média de ingestão estiver acima ou abaixo da média do requerimento do grupo, a ingestão de energia será considerada inadequada. No Quadro 6.2 está demonstrado como organizar os dados para obtenção da estimativa do requerimento médio de energia de um grupo.

Quadro 6.2 Demonstrativo de como obter a média do requerimento médio estimado de um grupo de indivíduos

Sujeitos	Idade	Altura	Peso	Nível de atividade física	Coeficiente do nível de atividade física	EER (kcal)
1	21	1,83	95	Sedentário	1,0	2.961
2	27	1,77	75	Pouco ativo	1,12	2.811
3	25	1,69	60	Ativo	1,27	2.794
4	19	1,80	75	Pouco ativo	1,12	2.905
5	30	1,73	80	Muito ativo	1,45	3.575
6	25	1,75	75	Pouco ativo	1,12	2.818
Média	24,5	1,76	76,7	–	1,18	2.977

Fonte: IOM (2005, p 953)[3].

Com o propósito de avaliar a extensão do sub-relato, considera-se que, se a média de ingestão de energia de um grupo populacional encontra-se abaixo da EER, provavelmente ocorreu sub-registro. Porém, se a média se aproxima da EER, o sub-relato é pouco provável. No entanto, se a razão entre ingestão e requerimento é maior do que 1, indica super-relato. O sub-relato é muito mais frequente do que o super-relato, e por isso há maior interesse em avaliá-lo.

A maioria dos estudos realizados com água duplamente marcada indica que o gasto energético médio de grupos excede o que seria previsto para um nível de atividade física sedentário. Utilizando o exemplo do Quadro 6.2, é possível observar que o nível de atividade do grupo encontra-se acima de 1. Assim, em média, populações não confinadas não seriam sedentárias. Por isso, aceita-se que, se a média ingestão de energia relatada por uma população é inferior ao esperado para uma ingestão no nível sedentário de atividade física, é quase certo ter ocorrido subnotificação.

Essa subnotificação pode estar relacionada com recordação imprecisa, omissão da quantidade de alimento consumido, esquecimento de certos tipos de alimentos ou, ainda, ingestão abaixo do habitual nos dias em que o registro de consumo foi realizado. O sub-relato é mais frequente e grave em adultos e adolescentes com excesso de peso.

A avaliação da subnoficação da ingestão de energia possibilita inferir que a ingestão de nutrientes também pode estar subestimada e, consequentemente, apresentando potencial de estimativas exageradas sobre a prevalência ingestão inadequada de nutrientes. O maior impacto se dá sobre os macronutrientes.

ANÁLISE QUANTITATIVA DOS MACRONUTRIENTES

A avaliação do consumo quantitativo dos macronutrientes é feita mediante a comparação dos dados de ingestão com os valores da distribuição aceitável (*Acceptable Macronutrient Distribution Range* – AMDR) (Quadro 6.3), assim como se faz para avaliação individual.

Quadro 6.3 Distribuição aceitável de macronutrientes em relação ao total de energia da dieta

Categorias	Idade (anos)	Carboidratos	Proteínas	Gordura	Ácido linoleico	Ácido linolênico
Crianças	1 a 3	45% a 65%	5% a 20%	30% a 40%	5% a 10%	0,6% a 1,2%
	4 a 18	45% a 65%	10% a 30%	25% a 35%	5% a 10%	0,6% a 1,2%
Adultos	>18	45% a 65%	10% a 35%	20% a 35%	5% a 10%	0,6% a 1,2%

Fonte: IOM (2005)[3].

O consumo de gorduras saturadas, gorduras *trans* e colesterol deve ser feito na quantidade menor possível, enquanto o de açúcar de adição deve representar, no máximo, 25% do total de energia. O consumo de apenas 5% de gordura saturada pode ser alcançado em uma dieta balanceada.

O procedimento de análise do consumo de proteínas, lipídios e carboidratos em relação às calorias totais pode ser feito de acordo com os seguintes passos e ponderações:

1) Registro acurado do consumo alimentar quantitativo, no mínimo em 2 dias alternados, em uma amostra representativa não inferior a 30 pessoas da mesma faixa etária e sexo. (*Obs.:* o recordatório alimentar de 24h costuma ser método de escolha para registro do consumo alimentar de indivíduos e grupos populacionais.)

2) Aplicação do teste estatístico de normalidade, verificando se os dados de ingestão dos macronutrientes apresentam distribuição "normal" (condição para avançar nas análises com maior segurança de resultados fidedignos).

3) Cálculo da variância do consumo inter e intragrupo por meio do teste ANOVA.

4) Realização de ajuste estatístico da dispersão dos dados, removendo e/ou diminuindo a variação intrapessoal para que a distribuição dos valores de consumo reflita a variação entre as pessoas e, por conseguinte, o consumo alimentar usual do grupo. (*Obs:* o uso de um único registro alimentar não possibilita caracterizar o consumo usual nem a variabilidade do consumo intrapessoal, favorecendo a superestimação da prevalência da inadequação alimentar.)

5) Cálculo da proporção do consumo médio de cada macronutriente em relação ao total de energia ingerido por cada indivíduo, por meio da regra de três.

6) Análise descritiva: valores médios, intervalos percentuais, desvio padrão ou percentil.

7) Quantificação, em valores absolutos e percentuais, dos indivíduos que estão abaixo, dentro ou acima do intervalo da AMDR (Quadro 6.3).

8) Interpretação.

A proporção de um grupo com ingestão habitual acima ou abaixo da AMDR encontra-se potencialmente em situação de risco, afetando tanto a ingestão de nutrientes essenciais como levando ao risco de desenvolvimento de doenças crônicas. Por exemplo, a baixa proporção de carboidratos na dieta pode afetar o consumo de fibras, o que contribui para o aparecimento ou agravamento da constipação intestinal e da aterosclerose.

Resultados obtidos a partir da análise acima descrita estão ilustrados no Quadro 6.4 e na Tabela 6.1. Na Tabela 6.1 é possível verificar, por exemplo, que menos de 5% das crianças americanas de 4 a 8 anos apresentam consumo de gordura relativo abaixo do valor mínimo aceitável (25%) e que a média de consumo está dentro do intervalo recomendado.

Tabela 6.1 Média e percentis da adequação de energia (%) proveniente do consumo usual de gordura – Estados Unidos, CSFII (1994-1996, 1998)

Sexo/Idade	N	Média	Percentis		
			1	5	10
Ambos os sexos, 0-6 meses	596	43,8	24,5	33,6	36,9
Erro padrão		0,3	2,1	1,6	0,8
Ambos os sexos 7-12 meses	530	35,5	21,1	26,0	28,4
Erro padrão		0,3	1,2	0,6	0,5
Ambos os sexos, 1-3 anos	3.949	32,2	21,8	25,0	26,6
Erro padrão		0,2	0,2	0,2	0,2
Ambos sexos, 4-8 anos	3.945	32,4	24,2	26,6	27,9
Erro padrão		0,2	0,4	0,3	0,2

N: número de elementos.
Fonte: IOM (2005)[3].

Quadro 6.4 Valores em percentuais de lipídios, carboidratos e proteínas, segundo *Acceptable Macronutrients Distribution Ranger* (AMDR) – Vitória/ES

Macronutrientes	Média ± DP (% em energia)	Intervalo (% em energia)	AMDR (% em energia)
Carboidratos	53,6 ± 8,7	22,4 a 78,8	45 a 65
Proteínas	17,3 ± 4,0	7,5 a 39,1	10 a 35
Lipídios	29,1 ± 7,6	10,3 a 56,6	20 a 35

Fonte: Salaroli *et al.* (2008)[7].

ANÁLISE QUALITATIVA DO CONSUMO DOS MICRONUTRIENTES

Na avaliação qualitativa do consumo dos micronutrientes são utilizados os valores de *Adequate Intake* (AI), *Estimated Average Requirement* (EAR) e *Tolerable Upper Intake Level* (UL). Não é apropriada a utilização dos valores da *Recommended Dietary Allowance* (RDA) para avaliação da ingestão qualitativa ou quantitativa de grupos. A interpretação dos valores de ingestão para grupos deverá ser feita da seguinte maneira:

- **ingestão usual do nutriente < AI:** nada se pode concluir sobre a inadequação de consumo;
- **ingestão usual do nutriente > AI:** provavelmente é baixa a prevalência de inadequação;
- **ingestão usual do nutriente < EAR:** é alto o risco de elevada prevalência de inadequação;
- **ingestão usual habitual > EAR:** é baixo o risco de elevada prevalência de inadequação;
- **ingestão usual do nutriente > UL:** o grupo pode estar em risco potencial de efeitos adversos;
- **ingestão usual do nutriente < UL:** não há risco potencial de efeitos adversos.

De acordo com esta proposição, se a média da ingestão de fósforo em um grupo hipotético de crianças estiver acima da EAR, pode-se afirmar que é baixo o risco de elevada prevalência de inadequação. De modo similar, se a média de consumo estiver abaixo da UL, pode-se dizer que o risco potencial de efeitos adversos à saúde é baixo ou que o consumo pode ser considerado seguro. Para saber qual a estimativa da prevalência, seja esta alta ou baixa, é preciso fazer a análise quantitativa dos dados, assunto que abordaremos a seguir. Porém, quando a inadequação nutricional é identificada, tanto na abordagem qualitativa como na quantitativa, não significa necessariamente diagnóstico de presença de doença associada ao nutriente analisado. Dados de inadequação são sugestivos de situação de risco ou de presença de doença, merecendo investigação complementar por métodos objetivos de avaliação nutricional. Vale enfatizar que seria necessário um consumo alimentar crônico muito baixo de determinado nutriente para que os sinais e sintomas de uma doença nutricional específica viessem a se manifestar.

ANÁLISE QUANTITATIVA DO CONSUMO DE MICRONUTRIENTES

Para a execução da análise quantitativa do consumo de micronutrientes devem ser considerados os valores de referência da EAR ou da UL (Figura 6.1). Por meio da EAR é possível estimar a prevalência da inadequação do consumo dos micronutrientes, e por meio da UL, a prevalência do risco de efeitos adversos pelo consumo excessivo. Nas duas situações, o método de análise aplicado é similar. No entanto, o registro e a interpretação do consumo em relação à UL merecem mais cautela porque esta está baseada em diferentes fontes de ingestão (água, alimentos, suplementos nutricionais e fármacos). Além disso, para vitamina E, niacina, folato e magnésio não existem informações sobre efeitos adversos oriundos do consumo de alimentos.

Dois métodos são utilizados para avaliação da inadequação do consumo alimentar de grupos, o probabilístico e a EAR como ponto de corte. O método da EAR como ponto de corte é derivado da abordagem probabilística e promove uma boa estimativa da proporção da população com ingestão alimentar usual abaixo do requerimento.

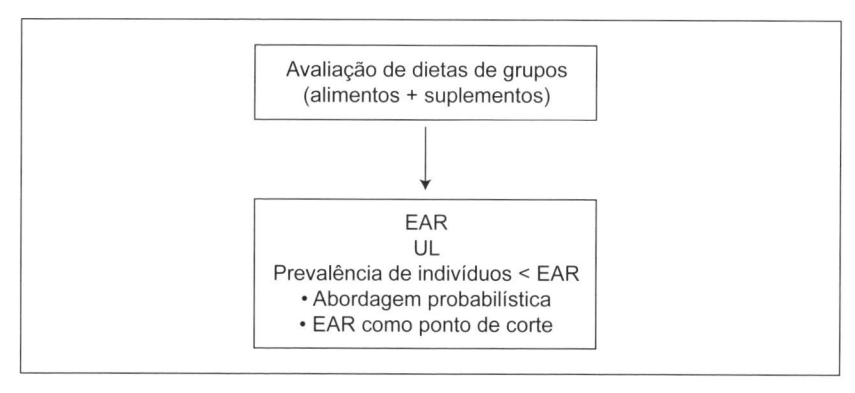

Figura 6.1 Esquema de análise do consumo de grupos.

MÉTODO PROBABILÍSTICO

Para análise do consumo de grupos populacionais, geralmente dispomos da distribuição dos dados de consumo de uma amostra populacional e de uma estimativa da distribuição das necessidades de nutrientes de um grupo similar. A abordagem probabilística propõe a combinação dessas duas distribuições para o cálculo da probabilidade de inadequação da ingestão alimentar de um grupo.

Para a utilização do método, a ingestão e a necessidade devem ser independentes. Em geral, assumimos que a correlação entre requerimento e ingestão é baixa, ou seja, são independentes. Isso é verdadeiro para a maioria dos nutrientes, mas não para energia, pois um indivíduo com maior requerimento de energia também apresenta, em geral, maior ingestão energética.

Outro requisito consiste em conhecer o formato da distribuição estatística desses valores. Isso é essencial porque interfere no cálculo da probabilidade para cada ingestão e na estimativa da prevalência de inadequação. Contudo, como o formato da distribuição da necessidade de cada nutriente, segundo estado fisiológico, idade e gênero, não é precisamente conhecido, é aceito o preceito de que todos seguem uma distribuição normal, com variância de 10% ou 15%. Ressalva há para o ferro nas mulheres em idade fértil, porque a curva da necessidade é influenciada pela perda menstrual.

O método probabilístico envolve o cálculo do rísco de inadequação alimentar de cada indivíduo do grupo estudado. A vantagem é que, independente do modo de distribuição do requerimento, se normal, simétrico ou assimétrico, a probabilidade da inadequação pode ser calculada. Dessa maneira, a estimativa da prevalência de inadequação do consumo de ferro nos diferentes ciclos de vida pode ser conhecida, o que não ocorre com o uso do método da EAR como ponto de corte, o que será discutido adiante.

A seguir, descrevemos um procedimento simplificado na aplicação do método probabilístico, assumindo a distribuição normal dos dados. A Tabela 6.2 ilustra essa operacionalização (descrita adiante):

Tabela 6.2 Operacionalização de procedimento simplificado na aplicação do método probabilístico para nutrientes com distribuição normal

Ingestão usual (mg/dia)	Probabilidade de inadequação (p)	Número de pessoas (n)	Probabilidade × número de pessoas (p × n)
180	1	10	10
420	0,97	20	19,4
560	0,93	30	27,9
710	0,85	40	34
820	0,76	55	41,8
940	0,64	65	41,6
990	0,58	70	40,6
1.120	0,42	85	35,7
1.220	0,31	90	27,9
1.270	0,26	100	26
1.360	0,18	110	19,8
1.550	0,07	120	8,4
1.910	0	115	0
1.930	0	90	0
Total (Σ)	–	1.000	333,1

1) ordenar os valores do consumo usual de cada indivíduo do grupo em ordem crescente ou decrescente;
2) obter a probabilidade de inadequação de cada consumo individual, correspondente ao valor de Z, calculado por equação já descrita no Capítulo 5 (Z = ingestão observada – mediana do requerimento/ desvio padrão do requerimento);
3) quantificar quantas pessoas apresentam respectivo nível de consumo e a probabilidade calculada;
4) multiplicar cada probabilidade pelo número de pessoas correspondentes;
5) somar os valores resultantes e calcular a média aritmética.

Logo,

$$\text{probabilidade média} = \frac{\Sigma(p \times n)}{\Sigma(n)} = \frac{333,1}{1.000} \cong 0,33\ (33\%)$$

Os valores também podem ser ordenados por classes, estabelecidas a partir do valor medio do requerimento amostral e associadas aos limites fixados em desvio padrão (σ). O Quadro 6.5 demonstra como ficaria essa forma de análise com uma amostra populacional fictícia de 3.680 indivíduos. Observe que basta multiplicar o número de indivíduos encontrados em cada classe pelo p, somar todos os valores e, por fim, calcular a proporção em relação à amostra. Neste exemplo, o resultado seria 36,83% de inadequação.

Os valores de p (ver Tabela 6.2) foram calculados para cada indivíduo. Neste outro exemplo (Quadro 6.5), cada probabilidade é fixa, previamente conhecida, e corresponde a uma porcentagem da área da curva de distribuição normal. Como a área total sob a curva normal é 1 ou 100% e entre -2σ e $+2\sigma$ encontra-se 95,4% da área, quem tiver consumo abaixo de -2σ terá probabilidade 1 ou 100% de inadequação. Em oposição, quem tiver consumo acima de $+2\sigma$ terá probabilidade zero de inadequação. A Figura 6.2 ilustra a correspondência entre σ, p e curva normal.

Quadro 6.5 Aplicação do método probabilístico associado ao valor médio (μ) do requerimento amostral e aos limites fixos de desvio padrão (σ) de uma curva normal*

	Classe 1	Classe 2	Classe 3	Classe 4	Classe 5	Classe 6
Ingestão individual em termos de desvio padrão (σ) do requerimento	$< -2\sigma$	-2σ a -1σ	-1σ a μ	μ a $+1\sigma$	$+1\sigma$ a $+2\sigma$	$> +2\sigma$
N	240	400	640	720	1.120	560
Probabilidade de que a ingestão não atinja o requerimento (p)	1	0,93	0,69	0,31	0,07	0,00
Resultado multiplicação (n × p)	240	372	441,6	223,2	78,4	0
Σ (n × p)	1.355,2					
Percentual de inadequação {Σ (n × p) × 100}/Σ (n)	{(1.355,2) × 100}/3.680 = 36,83%					

*Baseado em Gibson, 2005[8]; Beaton et al, 1985[9] e Anderson et al, 1982[10].

A distribuição assimétrica do requerimento do ferro em alguns grupos, como mulheres em idade fértil, impossibilita a avaliação da inadequação de consumo pelos procedimentos acima ilustrados, isso porque os valores de *p* antes fixados são derivados de uma curva de distribuição normal. Como alternativa, podemos utilizar a distribuição em percentis, com valores provenientes de estudos populacionais específicos. A interpretação é similar ao raciocínio da curva normal.

Nos informes do IOM (2000a)[1] encontramos dados populacionais sobre probabilidade de inadequação do consumo de ferro que podem ser utilizados na análise de inadequação. O Quadro 6.6 mostra um exemplo em que se utilizam esses dados. A primeira coluna expressa a distribuição do requerimento por classes de percentis; a segunda coluna, a variação da ingestão associada a esses intervalos;

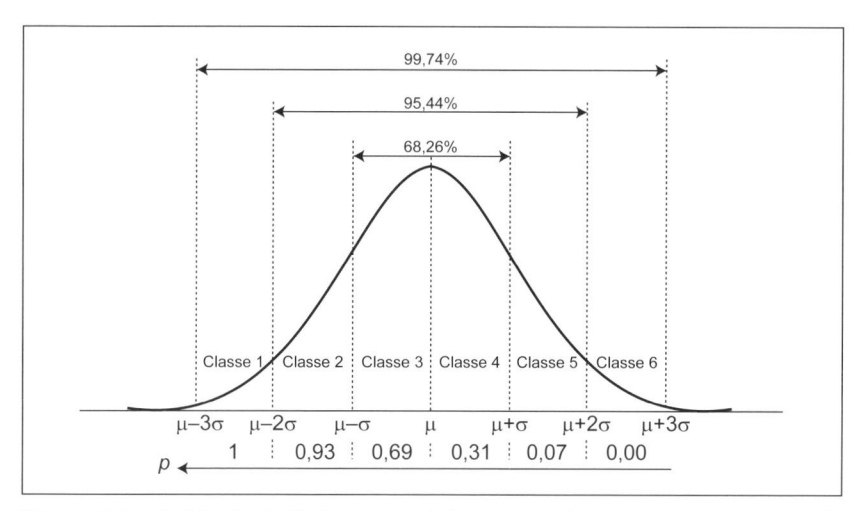

Figura 6.2 Modelo de distribuição normal de um requerimento hipotético com coeficiente de variação de 15% e com ingestão média recomendada maior ou igual a + 2DP da média (μ) (Adaptado de Beaton et al, 1985[9] e Anderson et al ,1982[10]).

e a terceira, o risco de inadequação. Esse risco de inadequação é estabelecido após ser encontrado o ponto médio da classe percentil, o qual é subtraído de 100% (por exemplo, ponto médio da classe "10 – 20" é 15. Logo, 100% – 15% = 85% ou 0,85). Na quarta coluna está o número de mulheres com ingestão dentro dos intervalos e riscos correspondentes e na quinta e última coluna, o número de mulheres com ingestão inadequada, obtido pela multiplicação dos valores das colunas três e quatro. O percentual de inadequação é encontrado ao se dividir o somatório da última coluna pelo número total de mulheres.

O método probabilístico é aplicado e ilustrado, também, pela construção e análise de uma curva denominada "curva de risco", a qual relaciona a distribuição da ingestão habitual com a distribuição do requerimento. A elaboração da curva de risco torna possível definir a probabilidade de um dado nível de ingestão estar inadequado e se sua distribuição é normal ou não. O primeiro passo para construí-la consiste no conhecimento da distribuição do requerimento (mediana e variância).

Quadro 6.6 Abordagem probabilística para estimativa da prevalência de inadequação de ferro da dieta em um grupo fictício de mulheres em idade fértil que usam contraceptivos orais e seguem dieta onívora

Percentil da distribuição do requerimento	Intervalo de ingestão usual associada ao percentil do requerimento	Risco de ingestão inadequada	Número de mulheres com ingestão no intervalo	Número de mulheres com ingestão inadequada
< 2,5	< 3,63	1,0	2	2
2,5 a 5,0	3,63 a 4,00	0,96	4	3,84
5,0 a 10	4,01 a 4,45	0,93	5	4,65
10 a 20	4,46 a 5,06	0,85	13	11,05
20 a 30	5,07 a 5,52	0,75	11	8,25
30 a 40	5,53 a 5,94	0,65	7	4,55
40 a 50	5,95 a 6,35	0,55	45	24,75
50 a 60	6,36 a 6,79	0,45	28	12,6
60 a 70	6,80 a 7,27	0,35	62	21,7
70 a 80	7,28 a 7,91	0,25	51	12,75
80 a 90	7,92 a 8,91	0,15	100	15
90 a 95	8,92 a 9,90	0,08	70	5,6
95 a 97,5	9,91 a 10,94	0,04	82	3,28
> 97,5	> 10,94	0,0	20	0
Total	–	–	**500**	**130,02**

% Inadequação = 130,02/500 = 26%

Fonte: adaptado de IOM (2000a)[3].

A Figura 6.3 exemplifica, em forma de gráfico, a curva da necessidade de um nutriente hipotético para um grupo específico (sexo, intervalos de idade e estado fisiológico definidos) com EAR = 6 e coeficiente de variação = 10%, caracterizando uma distribuição normal.

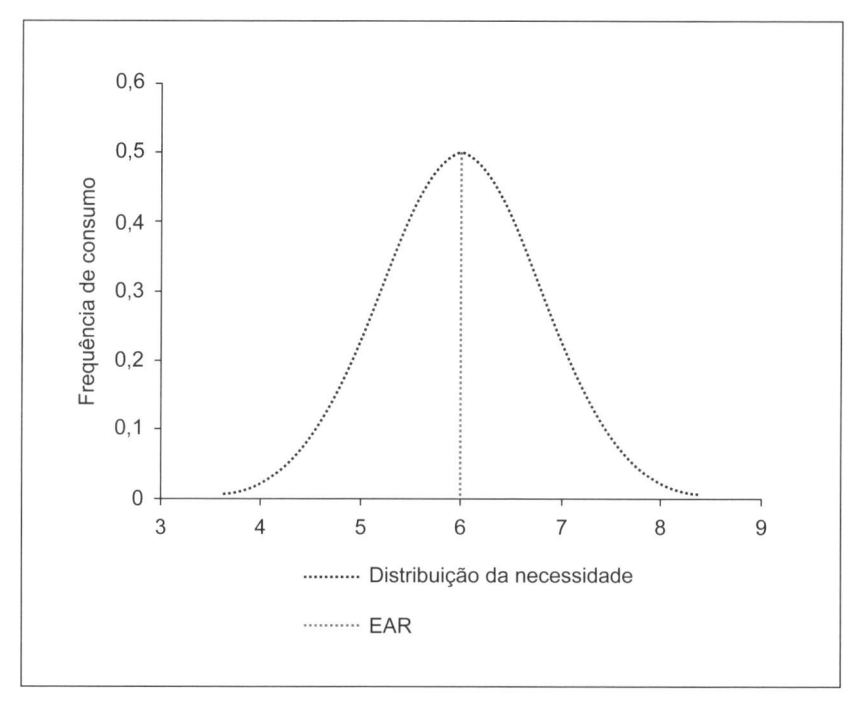

Figura 6.3 Ilustração gráfica hipotética da necessidade de um nutriente para um grupo específico.

A Figura 6.4 demonstra a curva de risco do mesmo nutriente hipotético, ou seja, a curva que nos indicaria a probabilidade de inadequação. Cada ponto dessa curva é obtido por meio de 1 – probabilidade acumulada da necessidade. Observe que conforme o consumo, no eixo x, aumenta, a probabilidade do risco de inadequação diminui de tal modo que consumos abaixo de 3,9 estão associados a 100% de risco; acima de 8,10 estão associados a 0% de risco, e aqueles iguais à EAR apresentam risco de 50%.

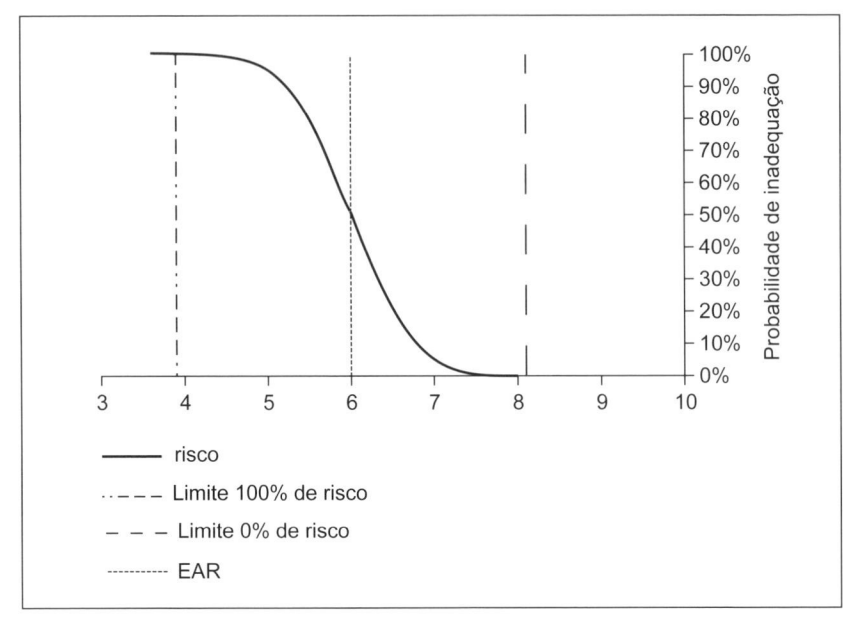

Figura 6.4 Curva de risco hipotética do consumo de um dado nutriente em um grupo específico.

O passo seguinte consiste em comparar a curva de risco com a distribuição da ingestão usual. Considere os dados fictícios da distribuição do consumo de um dado nutriente por grupo populacional, cujo valor mediano é 4,98 e o DP = 1,05 (Figura 6.5). Em seguida, compare os dados de ingestão (Figura 6.5) com a curva de risco (Figura 6.4). A superposição deles, demonstrada na Figura 6.6, torna possível estimar que existe uma alta prevalência de inadequação, pois boa parte da curva de consumo (área sombreada) está à esquerda do limite de 100% de risco.

A seguir, vamos discorrer sobre o método da EAR como ponto de corte, o qual deriva do método probabilístico. É considerado mais prático porque dispensa o cálculo do risco da inadequação por indivíduo ou por classificações que enquadrem subgrupos de indivíduos. Também dispensa conhecimento da distribuição do requerimento.

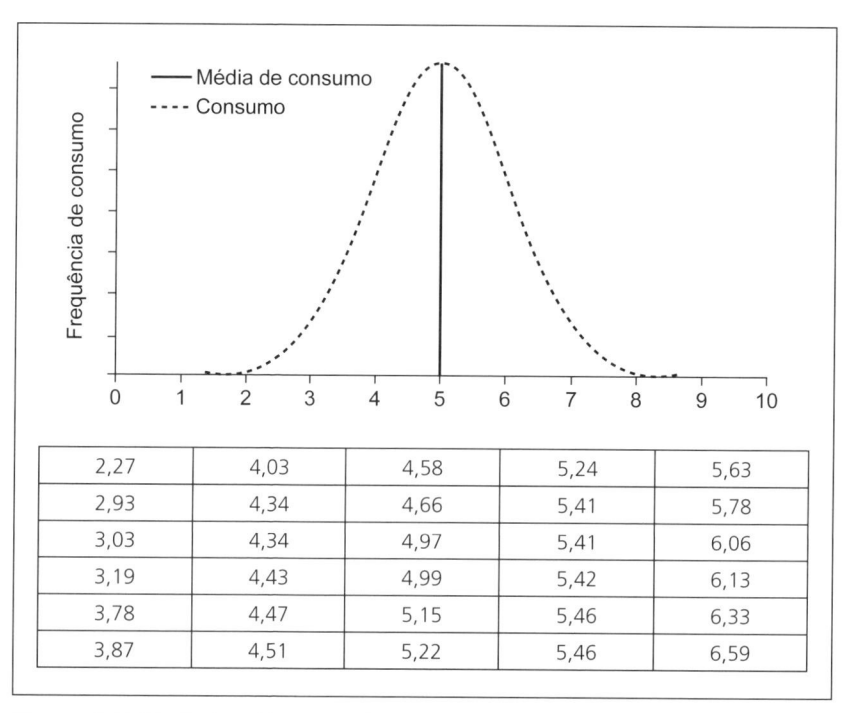

2,27	4,03	4,58	5,24	5,63
2,93	4,34	4,66	5,41	5,78
3,03	4,34	4,97	5,41	6,06
3,19	4,43	4,99	5,42	6,13
3,78	4,47	5,15	5,46	6,33
3,87	4,51	5,22	5,46	6,59

Figura 6.5 Distribuição hipotética do consumo de um dado nutriente em um grupo populacional específico. Nota: os valores descritos no quadro representam os valores de consumo.

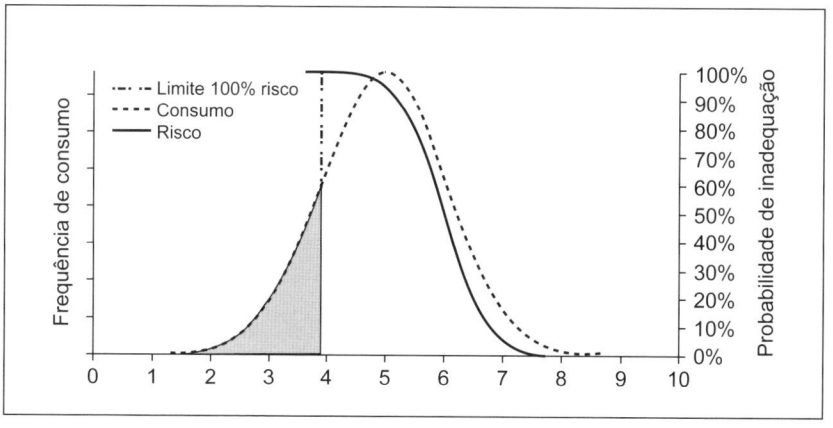

Figura 6.6 Distribuição hipotética do consumo de um dado nutriente em um grupo populacional específico.

EAR COMO PONTO DE CORTE

Para que esse método produza uma estimativa quase sem erro da prevalência da inadequação da ingestão habitual de nutrientes, pressupostos semelhantes aos do método probabilístico também devem ser observados. Primeiro, a distribuição da necessidade precisa ser simétrica em torno da EAR (Figura 6.7), o que ocorre para maioria dos nutrientes. Segundo, a distribuição dos dados de ingestão deve apresentar maior variância do que a distribuição do requerimento. Terceiro, a relação entre ingestão e requerimento também precisa ser independente.

Um questionamento comum entre os que iniciam o estudo da avaliação do consumo alimentar de grupos pelo uso desse método é: por que usar a EAR, em vez da RDA, para estimar a prevalência da inadequação? Causa estranheza o requerimento mediano (EAR) ser tomado como ponto de corte na análise, em vez do requerimento que cobre a necessidade nutricional de 98% das pessoas (RDA).

Isso resulta de uma confusão na apropriação dos princípios e conceitos estabelecidos pelas DRIs. Um pressuposto básico a considerar

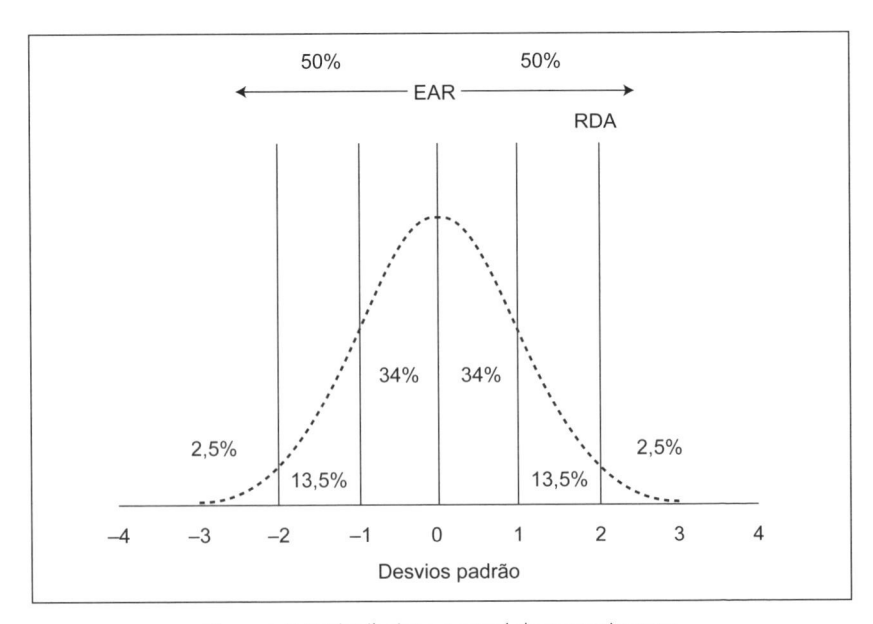

Figura 6.7 Distribuição normal do requerimento.

é que, aproximadamente, metade dos idivíduos com características similares apresenta requerimento maior do que a EAR, enquanto a outra metade apresenta requerimento menor. Por outro lado, a maioria das pessoas apresenta requerimento nutricional inferior à RDA. Por isso, a EAR, e não a RDA, é considerada a referência mais próxima da exigência nutricional do indivíduo.

Isoladamente, nem a EAR nem a RDA devem ser utilizadas como ponto de corte para a estimativa da prevalência da inadequação do consumo de nutrientes, pois esse cálculo, para ser exato, não depende da comparação com um único valor de referência. A comparação direta com a EAR ou a RDA favorece a subestimação ou superestimação dos resultados.

Desse modo, o "método da EAR como ponto de corte" não significa comparação direta dos valores de ingestão com a EAR, mas uma combinação de informações. Inclui valores médios de ingestão, forma e variação da distribuição usual dos nutrientes e do requerimento nutricional, estando implícito que nem todos os indivíduos que estão abaixo ou acima da EAR apresentam ingestão inadequada ou adequada, respectivamente.

A análise do gráfico apresentado na Figura 6.8 ilustra a lógica do método. No eixo X encontram-se os valores hipotéticos de ingestão de nutriente (0 a 12mg) e no eixo Y os valores do requerimento (0 a 12mg). O valor da EAR (5mg) está ressaltado por linha horizontal e o da ingestão por linha vertical. A linha de 45° permite visualizar o ponto de coincidência entre requerimento e ingestão (5mg). Assim, indivíduos com ingestão usual abaixo do requerimento estariam à esquerda e acima da linha de 45°. Este quantitativo equivale a 16 indivíduos, indicando prevalência de inadequação igual a 25% (16/64). É importante observar que a proporção do grupo que apresenta ingestão acima da EAR, porém abaixo de seu requerimento, é matematicamente similar à do grupo que apresenta ingestão abaixo da EAR e acima do requerimento. Ou seja, a proporção do grupo que se encontra na área A do gráfico cancela a proporção descrita na área B.

Observe atentamente, na ilustração, como os pressupostos do método EAR como ponto de corte são satisfeitos: o número de pontos acima e abaixo da linha horizontal EAR são semelhantes (distribuição de requerimento aproximadamente simétrica); disposição de pontos, indicando simultaneamente provável ingestão maior do que o requerimento e vice-versa (valores de ingestão e requerimento independentes); variação ao longo do eixo X maior do que no eixo Y (distribuição da ingestão usual mais variável do que do requerimento). Por conseguinte, o quantitativo de pontos da área A do gráfico é análogo ao da área B.

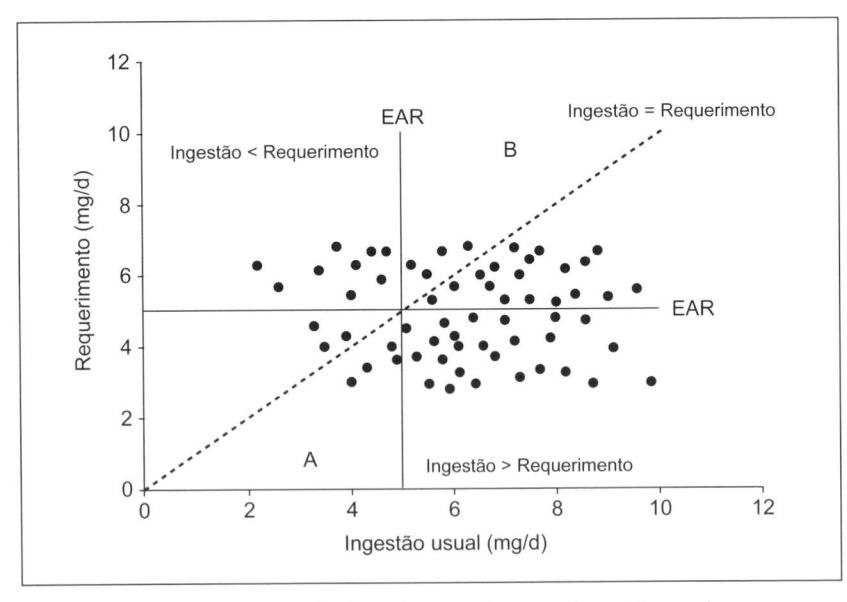

Figura 6.8 Distribuição do requerimento e ingestão usual.

Na prática, a operacionalização do "método da EAR como ponto de corte" exige o seguimento das seguintes etapas:

1) verificação se o nutriente que pretende analisar possui EAR (Quadro 6.7) e se o requerimento apresenta distribuição normal;
2) execução dos quatro primeiros passos já descritos para análise dos macronutrientes que explicam critérios para a coleta dos dados e

como ajustar a variação da distribuição interpessoal do consumo para obtenção do consumo usual;
3) cálculo da proporção de indivíduos com consumo abaixo da EAR ou a prevalência da inadequação, obtendo-se o valor de Z.

Quadro 6.7 Nutrientes com *Estimated Average Requirement* (EAR)

Proteína	Tiamina	Cobre
Carboidrato	Riboflavina	Ferro
Magnésio	Niacina	Zinco
Fósforo	Folato	Molibdênio
Selênio	Vitaminas B_6 e B_{12}	Cálcio
Iodo	Vitaminas D, A, C e E	

Como pode ser observado na Figura 6.9, o ajuste estatístico dos dados minimiza a superestimação da prevalência da inadequação alimentar.

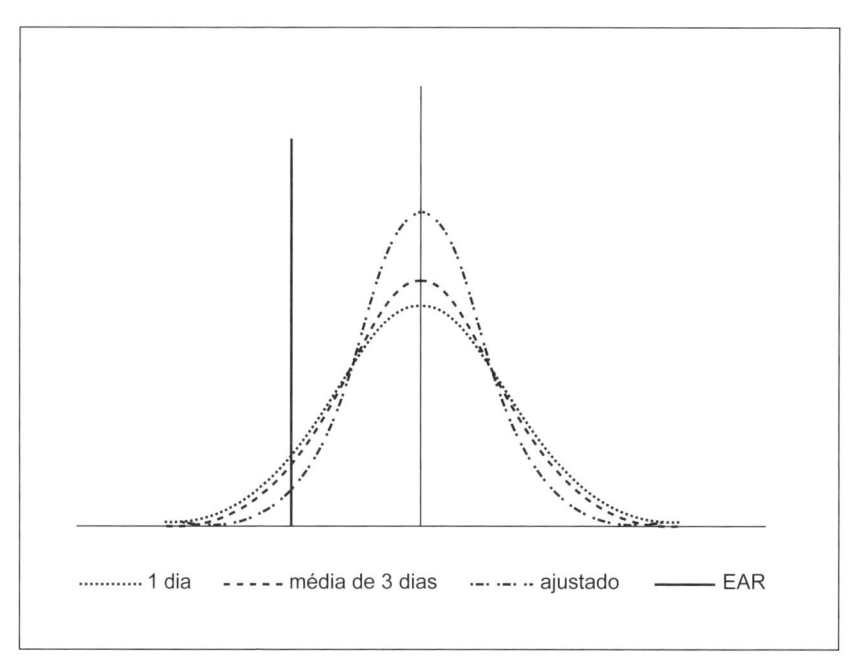

············ 1 dia   - - - - - média de 3 dias   ·—·—·· ajustado   —— EAR

Figura 6.9 Distribuição da ingestão ajustada e não ajustada.

No próximo capítulo, o leitor receberá instruções adicionais que permitirão exercitar, no programa Excel®, as etapas de análise descritas previamente. Enfatizamos que o uso dessa metodologia só poderá ser aplicado a outras recomendações nutricionais quando apresentarem valor mediano das necessidades e não somente a meta de ingestão.

UL NA AVALIAÇÃO DE GRUPOS

A prevalência do consumo alimentar acima do UL também é calculada após remoção da variação da distribuição do consumo habitual. O procedimento é similar ao da EAR como ponto de corte. Basta contar as pessoas com consumo usual acima do UL e dividir pelo total de pessoas estudadas, obtendo a proporção da população que está em risco potencial.

Se a prevalência for elevada (acima de 5%), dependendo do nutriente, é desejável considerar a necessidade de intervenção para os que estão com ingestão potencialmente excessiva. Entretanto, a avaliação do risco não deve ser somente numérica. Existem casos em que uma prevalência pequena é mais importante do ponto de vista da saúde pública do que uma prevalência elevada, considerando-se o impacto e a reversão dos efeitos adversos. Os efeitos adversos da vitamina C, por exemplo, são distúrbios digestivos, os quais são minimizados com a redução do consumo, mas alguns outros nutrientes, se consumidos em excesso, podem acarretar condições permanentes e debilitantes, como no caso de problemas neurológicos decorrentes do excesso de vitamina B_6.

Vale ressaltar que os UL foram determinados de maneiras diferentes: alguns valores foram estabelecidos somente para suplementação e outros para alimentação somados à suplementação. Por isso, se o UL foi determinado para suplementação, somente a distribuição da ingestão de suplementos deve ser analisada, como é o caso da vitamina E, do folato, do magnésio e da niacina.

AI NA AVALIAÇÃO DE GRUPOS

A AI não pode ser usada para o cálculo da prevalência da inadequação do consumo alimentar de grupos. Contudo, se a média de consumo da população estudada é maior do que o valor de referência e tem variância semelhante à da população na qual a AI foi determinada, é possível afirmar que a prevalência esperada de inadequação deve ser baixa. Contudo, se a média do grupo estudado está abaixo da AI, nada pode ser dito. Vale lembrar que o ajuste estatístico dos dados precede à análise, conforme já descrito.

Por fim, gostaríamos de chamar a atenção para procedimentos errôneos nos estudos de avaliação do consumo de grupos, na perspectiva das preconizações das DRIs:

- utilizar dados de anamnese alimentar ou de outro método que não quantifique o consumo diário, para conhecer a distribuição do consumo usual;
- analisar a inadequação de consumo pelo cálculo da proporção do grupo que alcança ou está abaixo ou acima da RDA;
- comparar diretamente a média de ingestão com a EAR, desconsiderando a distribuição usual da ingestão;
- avaliar a prevalência da inadequação alimentar sem remover a variabilidade da ingestão intrapessoal e sem verificar se a distribuição da ingestão é simétrica;
- utilizar AI para quantificar a proporção de indivíduos com inadequação alimentar;
- analisar a inadequação do consumo de ferro em mulheres em idade fértil, utilizando EAR como ponto de corte.

Esses erros, quando cometidos, potencializam algumas limitações inerentes à análise do consumo alimentar, como relatos de consumo imprecisos, dificuldade ou impossibilidade de mensurar o consumo de longo prazo e o desconhecimento do verdadeiro requerimento nutricional dos indivíduos.

Quando a quantificação rigorosa do consumo diário não pode ser garantida, é mais significativo comparar os dados de ingestão com guias alimentares, os quais primam por orientações sobre alimentação saudável, indicando grupos de alimentos e porções recomendadas. Entretanto, a comparação do consumo alimentar com os guias não fornece informação sobre adequação da dieta de uma população. Ou seja, quando 50% de uma população não consome cinco porções de frutas por dia, não se pode afirmar que é elevada a prevalência de ingestão inadequada de determinado nutriente, como fibra ou vitamina C, por exemplo. A metodologia possibilita apenas conhecer a proporção da população que está consumindo, ou não, porções alimentares preconizadas pelos guias alimentares e os riscos potenciais para a saúde.

Assim, o conhecimento das diferentes metodologias de avaliação do consumo alimentar e das respostas que podem oferecer é útil para tomada de decisões na realização de um inquérito alimentar e para conferir maior propriedade e confiabilidade aos diagnósticos produzidos. Além disso, propicia subsídios para análise crítica de informes, projetos e estudos sobre avaliação do consumo alimentar de grupos populacionais.

REFERÊNCIAS

1. INSTITUTE NATIONAL OF MEDICINE – IOM. The National Academies *Dietary Reference Intakes: Applications in Dietary Assessment*. Washington DC: National Academy Press, 2000a.

2. _____. *Dietary Reference Intakes for Vitamin A, Vitamin K, Arsenic, Boron, Chromium, Copper, Iodine, Iron, Manganese, Molybdenum, Nickel, Silicon, Vanadium, and Zinc*. Washington DC: National Academy Press, 2000b.

3. _____. *Dietary Reference Intakes for Energy, Carbohydrate, Fiber, Fat, Fatty Acids, Cholesterol, Protein, and Amino Acids (Macronutrients)*. Washington, DC: National Academy Press, 2005.

4. _____. *Dietary Reference Intakes for Calcium and Vitamin D*. Washington, DC: National Academy Press, 2011.

5. HEALTH CANADA. Canadian Community Health Survey Cycle 2.2, Nutrition (2004). *A Guide to Accessing and Interpreting the Data*. Date Modified: 26 set 2006. Disponível em: http://www.hc-sc.gc.ca/fn-an/surveill/nutrition/commun/cchs_guide _escc-eng.php#toc.

6. NATIONAL RESEARCH COUNCIL. NRC. *Nutrient adequacy: assessment*: Using Food Consumption Surveys. Washington, DC: National Academy Press, 1986.

7. SALAROLI, L.B.; RASSELI, J.G.; MILL, J.G.; MOLINA, M.C.B. Hábitos alimentares e prevalência de síndrome metabólica em Vitória/ES – Brasil, Rio de Janeiro, *Augustus*, v. 13, n. 25, fev. 2008.

8. GIBSON R. Evaluation of nutriente intakes and diets. In: *Principles of nutritional assessment*. 2 ed. New York: Oxford University Press, 2005.

9. BEATON, G.H. Uses and limits of the use of the recommended dietary allowances for evaluating dietary intake data. *Am J Clin Nutr*, n. 41, p. 155-164, 1985.

10. ANDERSON, GH; PETERSON, RD; BEATON GH. Estimating nutrient deficiencies in a population from dietary records: The use of probability analyses. *Nutrition Research*. v.2, n.4, p.409–415, jul-ago, 1982.

CAPÍTULO 7

Consumo Alimentar de Grupos: Passo a Passo no Programa Excel®

Emanuel Diego dos Santos Penha

Fernanda Maria Machado Maia

Helena Alves de Carvalho Sampaio

Patrícia Soares de Moura

Nadia Tavares Soares

Este capítulo demonstra a operacionalização da análise da prevalência da inadequação do consumo de micronutrientes de grupos populacionais. Trata-se de um modelo simples, em que é considerado um *passo a passo* para o leitor. Foi elaborado com base em estudos que discutem as recomendações nutricionais e a análise estatística do consumo alimentar[1-9].

A utilização do programa Excel® no desenvolvimento desse *passo a passo* foi definida pela facilidade de acesso e/ou manuseio desse *software* pela maioria dos estudantes e profissionais de nutrição. Além disso, para quem dispõe do Excel®, analisar o consumo alimentar de grupos nos moldes atuais não implicaria custos adicionais para a aquisição de *software* específico. Além disso, levamos em consideração a indispensabilidade de uma ferramenta computacional na aplicação da análise, visto que a execução manual dos cálculos exigidos é quase impraticável, ou pelo menos injustificável.

Para executar o *passo a passo* o leitor terá que dispor, portanto, de um computador com programa Excel® instalado, versões a partir de 1997, além de noções básicas e atualizadas sobre recomendações e avaliação de consumo alimentar, segundo as DRIs.

Vale lembrar que para avaliação da prevalência da inadequação do consumo recomenda-se uso da EAR. Logo, nutrientes que expressam a AI não podem ser analisados. O ferro, embora tenha EAR, também não pode ser analisado nas mulheres em idade fértil porque a distribuição do requerimento desse mineral nesse grupo não apresenta distribuição normal, sendo esta uma condição para a execução do método de análise aqui descrito.

Uma outra condição consiste na necessidade de o registro do consumo alimentar quantitativo abranger pelo menos 30 pessoas, de uma mesma faixa etária e gênero, em 2 dias alternados.

Após estes esclarecimentos, passamos a apresentar a execução do *passo a passo*. Alguma limitação que possa ocorrer na operacionalização por certo estará atrelada ao conhecimento do uso do programa Excel® apresentado pelo leitor. Por isso, buscamos uma descrição explicativa e detalhada que, com certeza, é óbvia, sendo dispensável para os que são usuários médios ou avançados do Excel®.

No aprendizado da prática do método da EAR como ponto de corte e aplicação do *passo a passo*, sugerimos a utilização de um banco de dados hipotético, descrito no Apêndice 1, que ilustra o consumo de tiamina em um grupo de 37 homens de 19 a 30 anos de idade.

Alertamos que a partir de um banco de dados maior, com várias faixas etárias e nutrientes, a chance de alguma falha humana é grande. É com intuito didático que escolhemos detalhar a análise de consumo utilizando uma amostra pequena.

No Apêndice 2 encontra-se um esquema que resume os procedimentos de análise que o leitor está sendo convidado a executar.

EXECUTANDO O *PASSO A PASSO*

Este *passo a passo* está estruturado em oito passos, distribuídos em duas etapas. Na etapa 1 está o passo 1, que corresponde à habilitação de ferramentas de testes estatísticos, e o passo 2, referente à adição de uma macro no programa Excel®, visando à aplicação de um teste de normalidade dos dados de ingestão alimentar. Na etapa 2, que corresponde à análise propriamente dita, estão seis passos, a saber: organização dos dados de registro alimentar (passo 3), realização do teste de normalidade (passo 4), análise de variância (passo 5), ajuste dos dados de ingestão (passo 6), determinação da prevalência de inadequação alimentar (passo 7) e, por último, orientação para preservação da planilha criada e da macro (passo 8).

ETAPA 1 – HABILITANDO FERRAMENTAS ESTATÍSTICAS DO EXCEL® E A ADIÇÃO DA MACRO PARA O TESTE DE NORMALIDADE

Passo 1 – Habilitando ferramentas estatísticas do Excel®

O objetivo deste passo é carregar automaticamente funções que serão necessárias cada vez que o computador for aberto para se proceder à análise proposta, sendo de nosso interesse específico a análise de variância.

No programa Excel® 2010, clique em "Arquivo", ou no botão Office na versão 2007. Na parte inferior do *menu*, que irá aparecer à direita, clique em "Opções". No lado esquerdo da janela que apareceu, clique em "Suplementos". Na parte inferior da janela, escolha no *menu* Gerenciar "Suplementos do Excel®", caso já não esteja selecionado, e depois, ao lado, clique em "ir". Uma nova janela será aberta: marque a caixa de seleção "ferramentas de análise" e clique em "OK". Observe a Figura 7.1.

Nas versões anteriores do Excel® 2007, clique no *menu* ferramentas, e em seguida em suplementos. Na caixa de diálogo suplementos, selecione ferramentas de análise e clique "OK".

A seguir, o programa instalará o suplemento FUNCRES. Clique na opção "sim" para sua instalação. Uma vez instalado, sempre ficará disponível para novas análises.

Para visualização das ferramentas estatísticas habilitadas, que serão utilizadas posteriormente, no *menu* "Dados", clique em "Análise de Dados". Nas versões anteriores, o item "Análise de Dados" aparecerá no *menu* ferramentas.

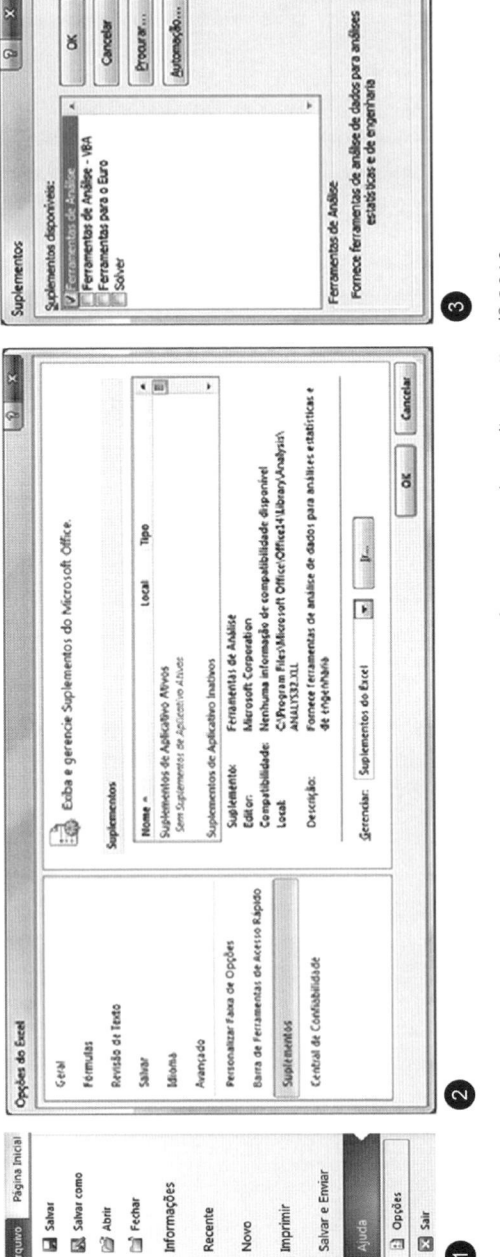

Figura 7.1 Passos para habilitação de ferramentas de análise no Excel® 2010.

Olhando para a planilha do Excel®, o leitor pode perceber que a identificação das células se dá por uma combinação alfanumérica, letras para colunas e números para linhas. Portanto, se uma célula está na coluna "H" e na linha "7", sua referência será "H7". Cada célula pode ser "arrastada" para a lateral direita ou para baixo, colocando-se inicialmente o cursor em um pequeno quadrado que aparece no canto inferior direito. Quando o cursor passar a apresentar o formato de uma fina cruz, clique e segure com o botão esquerdo do *mouse* e deslize-o na direção desejada. Esse recurso será utilizado algumas vezes nesse *passo a passo*.

Passo 2 – Adição da macro para o teste de normalidade

Na planilha Excel® aberta, pressione primeiro a tecla ALT e, em seguida, a tecla F11, e depois solte ambas. A janela *"Microsoft Visual Basic"* aparecerá (caso use o programa Excel® 2010, se a janela *"Microsoft Visual Basic"* não aparecer, clique em "arquivo", depois "opções", em seguida "personalizar faixa de opções", e depois ative a guia *desenvolvedor*). Na referida janela, clique no *menu* "Inserir" e, em seguida, em "Módulo". Observe a Figura 7.2.

O cursor intermitente aparecerá na tela. Nesse local, digite ou cole (após digitalizar e copiar) o texto do Apêndice 3, tal como está descrito, inclusive os espaçamentos, de *"Option Explicit"* até onde se lê *"End Sub"*. Caso considere mais prático, é possível fazer download da macro, disponível em: http://www.medbookeditora.com.br. Confira e, em seguida, feche a janela *"Microsoft Visual Basic"*. Observe a Figura 7.3.

Etapa 2 – Desenvolvendo a análise

Passo 3 – Organizando os dados

Os dados a serem analisados devem ser organizados conforme a Tabela 7.1. Observe que os números dos dias de consumo alimentar devem estar dispostos nas linhas e os indivíduos pesquisados, nas colunas.

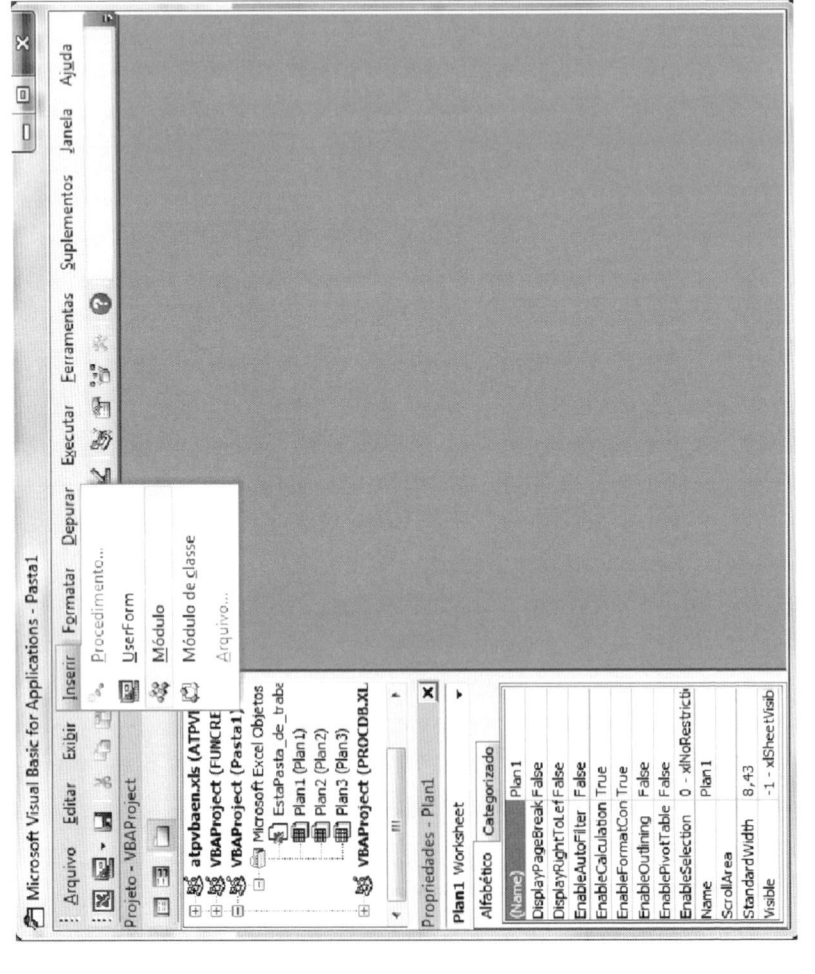

Figura 7.2 Inserção de módulo no ambiente (*Microsoft Visual Basic*).

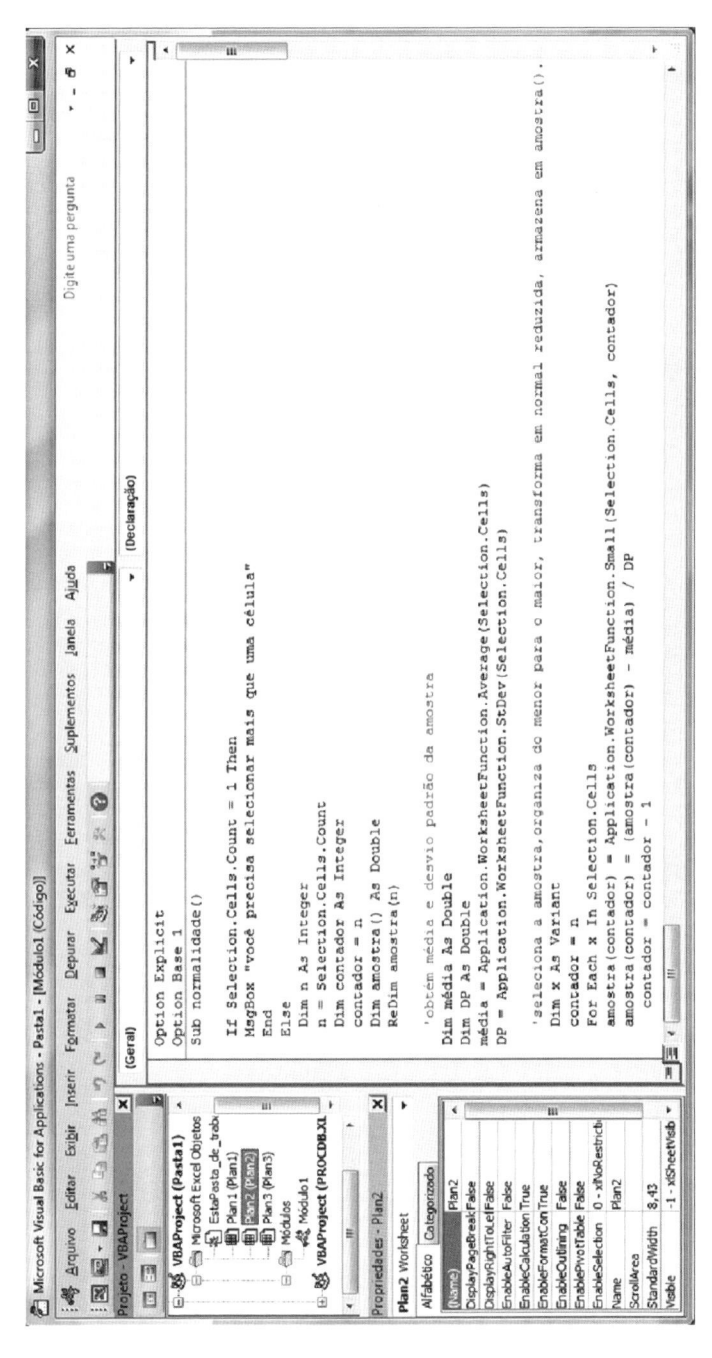

Figura 7.3 Módulo com codificação da macro inserida.

Tabela 7.1 Organização dos dados de ingestão em linhas e colunas

	1	2	3	...	n** indivíduo
1º dia					
2º dia					
3º dia					
...					
k* dia					

*k = número de dias de consumo alimentar, **n = número de indivíduos.

Caso os dados estejam organizados de maneira inversa, copie-os, incluindo os rótulos, e clique com o botão direito em uma célula vazia da planilha. No *menu* suspenso, clique seguidamente em colar especial, "Transpor" e "OK". Observe a Figura 7.4.

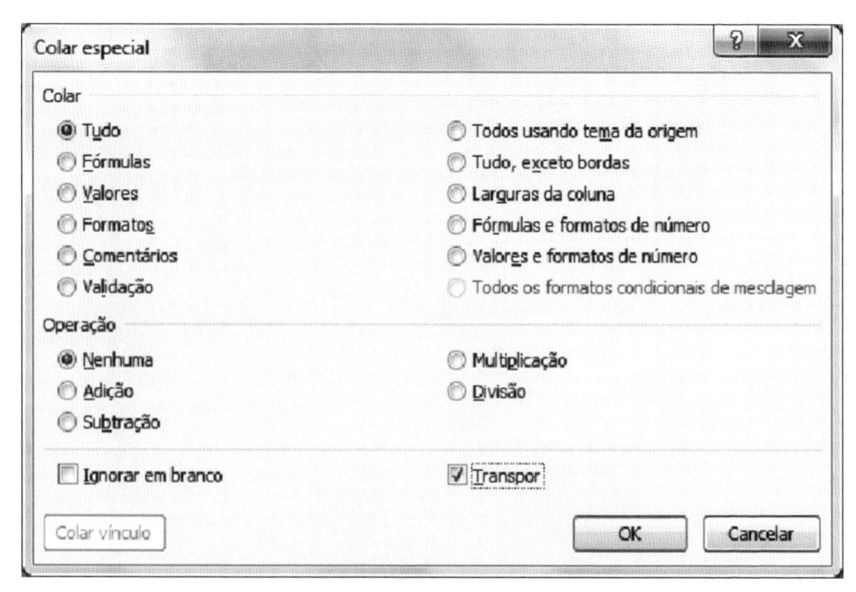

Figura 7.4 Colar dados através do recurso "Transpor".

Com os dados de consumo alimentar organizados, dois testes estatísticos serão realizados: primeiro o de "normalidade" e depois "análise de variância", os quais são descritos a seguir.

Passo 4 – Teste de normalidade

Para executar o teste de normalidade, será utilizada a "macro" adicionada no passo 2 (Etapa 1).

Selecione, na tabela criada, somente os valores de ingestão, não incluindo os rótulos (cabeçalhos das linhas e colunas indicadoras). Observe a Figura 7.5.

Para ativar a macro criada, pressione primeiro a tecla ALT, seguida de F8. No Excel® 2010, caso a macro não apareça, clique na guia desenvolvedor ativada anteriormente, em seguida em "macro". Quando aparecer a janela "macro", selecione a opção "normalidade" e clique no botão executar. Veja a Figura 7.6.

Em seguida aparecerá uma caixa de texto com a média, o desvio padrão, a maior diferença entre as distribuições teórica e empírica, o *escore z* e o valor de *p*. Veja, na Figura 7.7, a mensagem gerada pelo programa informando sobre o tipo de distribuição dos dados. Caso seja normal, o passo 5 pode ser imediatamente iniciado.

Somente se o valor não for normal, a introdução do passo 5 será postergada e os valores de ingestão deverão ser transformados para seu *log* natural por meio da fórmula "=LN()". Uma maneira fácil de fazer isso consiste em selecionar uma célula abaixo de seus dados, na mesma coluna da primeira coluna dos dados, digitar a fórmula citada (ou copiar sem as aspas) e, entre os parênteses, digitar a referência da célula do 1º dia do indivíduo 1. Após executar esse procedimento, tecle *"enter"* e selecione a célula que acabou de receber a fórmula. Em seguida, arraste a célula para baixo, de acordo com o número de células correspondente ao número de dias (*k*) de consumo alimentar. Essas novas células, com a fórmula automaticamente inserida, estarão selecionadas. Agora clique no canto inferior direito da última célula e arraste-a para a lateral direita, em número igual ao número de indivíduos (*n*).

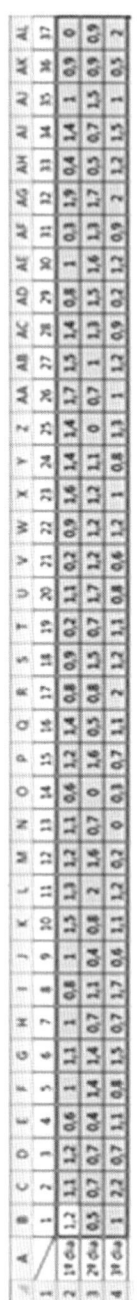

Figura 7.5 Seleção dos valores de ingestão.

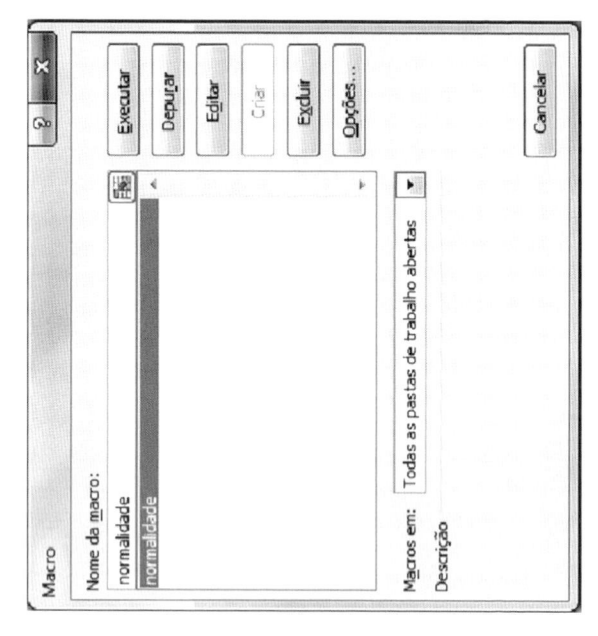

Figura 7.6 Janela para execução da macro.

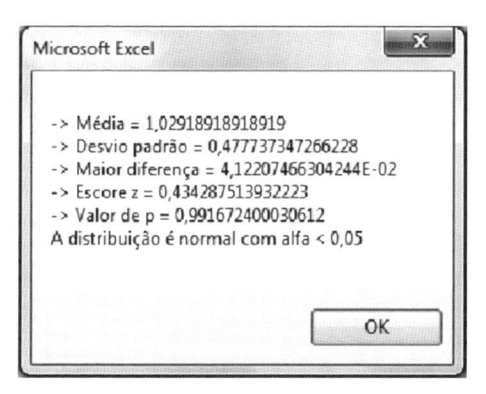

Figura 7.7 Caixa de texto com valores da análise e informação sobre tipo de distribuição dos dados.

Ao se trabalhar com uma transformação como essa, é preciso atentar para os valores de consumo zero, pois o "ln0" (logaritmo natural de zero) é infinito. Para modificar esses valores, mantendo certa lógica em relação aos dados coletados, multiplique a média dos dados por 0,0001 e some o resultado a cada um dos valores de ingestão. Isso pode ser feito de maneira semelhante ao explicado previamente.

Após a transformação dos valores encontrados para seu *log* natural, verifique novamente se apresentam distribuição normal. Em caso afirmativo (*p* > 0,05), continue o processo de análise; caso contrário, utilize os valores como foram coletados[14] e passe para a análise de variância.

Passo 5 – Análise de variância

Inicie essa etapa clicando na guia "Dados". Na extrema direita, clique em "Análise de dados". Dentro das opções exibidas, selecione "Anova: fator único" e clique no botão "OK". Veja ilustração na Figura 7.8.

Na caixa de diálogo "Anova: fator único" que se abre, em "Intervalo de Entrada", clique no botão que fica na lateral direita da caixa de texto. Em sua tabela de dados, selecione os valores de ingestão e tecle

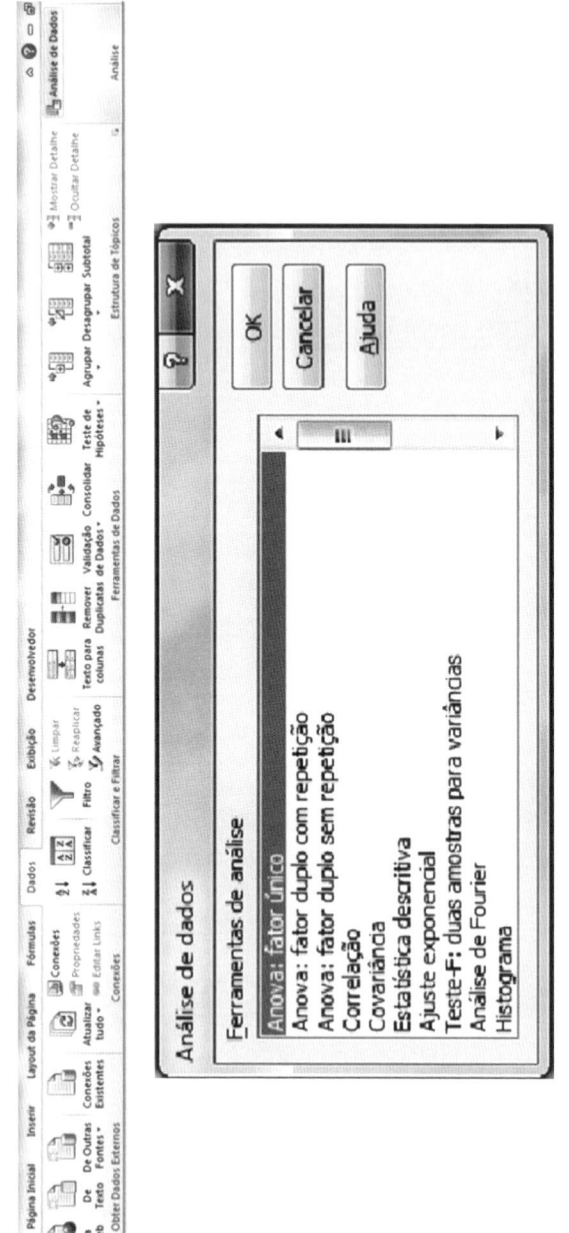

Figura 7.8 Seleção da análise de Fourier "Anova: fator único".

"*enter*". O intervalo selecionado aparecerá na caixa "Anova: fator único". Observe, na caixa "Anova: fator único", que nas opções de entrada somente são marcados "Agrupado por: Colunas".

Ainda na caixa "Anova: fator único", em "Opções de saída", marque "Intervalo de saída" e clique no botão localizado ao lado direito da respectiva caixa de texto (ver Figura 7.9).

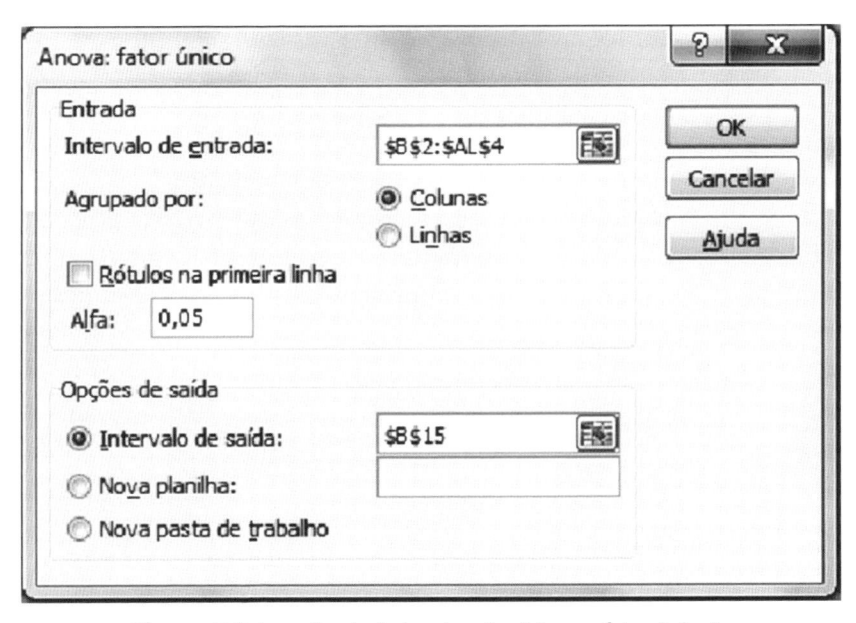

Figura 7.9 Inserção de dados da caixa "Anova: fator único".

Abaixo de sua tabela de dados, selecione qualquer célula em branco da planilha e tecle "*enter*". Pressione agora o botão "OK" da caixa de diálogo "Anova: fator único". Serão exibidos alguns valores descritivos e logo abaixo um resumo da análise de variância (como exemplificado na Tabela 7.2), onde aparecerão valores de MQ (média quadrática), necessários para calcular a variância dentro dos grupos ($S^2_{dentro\ dos\ grupos}$), entre os grupos ($S^2_{entre\ os\ grupos}$) e a razão entre o desvio padrão entre os grupos e o observado ($S_{entre\ os\ grupos}/S_{observado}$), que será usada em fórmula posterior. Essa razão será chamada de RV (razão das variâncias).

Tabela 7.2 Resultado do procedimento de análise de variância (ANOVA): um fator produzido pelo Excel®

Fonte da variação	SQ	Gl	MQ	F	valor-P	F crítico
Entre grupos	9,24736	36	0,256871	1,198647	0,252422	1,576247
Dentro dos grupos	15,85827	74	0,214301			
Total	25,10563	110				

Os cálculos são feitos conforme as equações descritas a seguir. Execute-os na própria planilha em que está trabalhando ou à parte, usando uma calculadora. No Excel®, o cálculo da diferença proposta na Equação 1 e o cálculo do denominador da Equação 2 devem estar entre parênteses. O valor de "k" representa o número de dias de registro alimentar:

$$S^2_{dentro\ dos\ grupos} = MQ_{dentro\ dos\ grupos}$$

$$S^2_{entre\ os\ grupos} = \frac{MQ_{entre\ os\ grupos} - MQ_{dentro\ dos\ grupos}}{k}$$

no Excel® = (MQentre – MQdentro)/k   **Equação 1**

$$RV = \frac{\sqrt{S^2_{entre\ os\ grupos}}}{\sqrt{\dfrac{S^2_{dentro\ dos\ grupos}}{k} + S^2_{entre\ os\ grupos}}}$$

no Excel® = RAIZ (S²entre)/RAIZ ((S²dentro/k)+S²entre)   **Equação 2**

Na célula à esquerda de cada cálculo, digite termo indicativo do que acabou de realizar. Lembre-se de nomear todos os cálculos que vier a realizar daqui por diante.

O passo seguinte não poderá ser executado quando o MQ entre os grupos for menor do que o MQ dentro dos grupos. Caso contrário, o valor da variância entre os grupos será negativo, e como será calculada a raiz quadrada desse valor, o cálculo do RV ficará impossibilitado.

Passo 6 – Cálculo do ajuste estatístico da ingestão alimentar

Para estimativa adequada do consumo alimentar usual ou habitual de um grupo de indivíduos seria necessário o registro alimentar de vários dias. Para se trabalhar com número de reduzidos dias, no mínimo dois, é preciso fazer um ajuste estatístico dos dados, reduzindo a variabilidade intrapessoal.

O primeiro procedimento nessa direção se dá pelo cálculo da média de ingestão de cada indivíduo por meio de fórmula "=MÉDIA()". Para isso, selecione uma célula em branco abaixo de seus dados, na mesma coluna da primeira coluna dos dados, digite a fórmula e, entre os parênteses, digite a referência da célula do 1º dia do indivíduo 1 seguida, de " : " (dois pontos) sem as aspas, mais a referência do 3º dia do indivíduo – por exemplo, =MÉDIA(B2:B4) – e tecle "*enter*". Selecione a célula que acabou de receber a fórmula. Clique, segure e arraste para a lateral direita, até a coluna do último indivíduo. Observe os passos exemplificados na Figura 7.10.

O segundo procedimento consiste em calcular a média geral (M) e o desvio padrão (DP) de todos os registros de ingestão. Para isso, basta utilizar o mesmo procedimento anterior, usando a referência alfanumérica do primeiro dia do primeiro indivíduo e a do último indivíduo do último dia – por exemplo, =MÉDIA(B2:AL4), =DESVPAD(B2:AL4). Veja na Figura 7.11 as operações citadas. O cálculo do DP é útil para o leitor comparar adiante a atenuação da variação intrapessoal introduzida pelo ajuste. O cálculo de M será utilizado no passo seguinte.

O terceiro procedimento consiste no próprio ajuste dos dados, utilizando a média de ingestão individual e a média geral. O cálculo é feito com base na Equação 3, proposta pelo NCR (National Research Council) e simplificada por nós:

Ingestão ajustada = (média de ingestão individual – M) × RV + M

(Equação 3)

Figura 7.10 — primeira planilha

	A	B	C	D	E	F	G	H	I	J	K	L	M	N	O	P	Q	R	S	T	U	V	W	X	Y	Z	AA	AB	AC	AD	AE	AF	AG	AH	AI	AJ	AK	AL
1		1	2	3	4	5	6	7	8	9	10	11	12	13	14	15	16	17	18	19	20	21	22	23	24	25	26	27	28	29	30	31	32	33	34	35	36	37
2	1º dia	1,22	1,13	1,2	0,6	1	1,1	0,7	1,1	0,8	1,5	1,3	1,2	1,1	0,6	1,2	1,4	0,8	0,9	0,2	1,1	0,2	0,9	1,6	1,4	1,4	1,7	1,5	1,4	0,8	1	0,3	1,9	0,4	1,4	1	0,9	0
3	2º dia	0,47	0,73	0,7	0,4	1,4	1,4	0,7	1,7	0,4	0,8	2	1,6	0,7	0	1,6	0,5	0,8	1,5	0,7	1,7	1,2	1,2	1	0	1,1	0	1	1,3	1,5	1,6	1,3	1,7	0,5	0,7	1,5	0,9	0,9
4	3º dia	1,03	2,22	0,7	1,1	0,8	1,5	0,8	1,7	0,6	1,1	1,5	0,2	0	0,3	0,7	1,1	2	1,2	1,1	0,8	0,6	1,2	1	0,8	1,3	1	1,2	0,9	0,2	1,2	0,9	2	1,2	1,5	1,2	0,5	2
5	=MÉDIA(B2:B4)																																					

Figura 7.10 — segunda planilha

	A	B	C	D	E	F	G	H	I	J	K	L	M	N	O	P	Q	R	S	T	U	V	W	X	Y	Z	AA	AB	AC	AD	AE	AF	AG	AH	AI	AJ	AK	AL
1		1	2	3	4	5	6	7	8	9	10	11	12	13	14	15	16	17	18	19	20	21	22	23	24	25	26	27	28	29	30	31	32	33	34	35	36	37
2	1º dia	1,22	1,13	1,2	0,6	1	1,1	0,7	1,1	0,8	1,5	1,3	1,2	1,1	0,6	1,2	1,4	0,8	0,9	0,2	1,1	0,2	0,9	1,6	1,4	1,4	1,7	1,5	1,4	0,8	1	0,3	1,9	0,4	1,4	1	0,9	0
3	2º dia	0,47	0,73	0,7	0,4	1,4	1,4	0,7	1,7	0,4	0,8	2	1,6	0,7	0	1,6	0,5	0,8	1,5	0,7	1,7	1,2	1,2	1	0	1,1	0	1	1,3	1,5	1,6	1,3	1,7	0,5	0,7	1,5	0,9	0,9
4	3º dia	1,03	2,22	0,7	1,1	0,8	1,5	0,8	1,7	0,6	1,1	1,5	0,2	0	0,3	0,7	1,1	2	1,2	1,1	0,8	0,6	1,2	1	0,8	1,3	1	1,2	0,9	0,2	1,2	0,9	2	1,2	1,5	1,2	0,5	2
5	0,91	1,36	0,9	0,7	1,1	1,3	0,8	1,5	0,6	1,1	1,6	1	0,6	0,3	1,2	1	1,2	1,2	0,7	1,2	0,7	1,1	1,2	0,8	1,3	0,9	1,2	1,2	0,8	1,3	0,9	1,9	0,7	1,2	1,2	0,8	1	

Figura 7.10 Ilustração do cálculo da média de ingestão individual.

Figura 7.11 — primeira planilha

	A	B	C	D	E	F	G	H	I	J	K	L	M	N	O	P	Q	R	S	T	U	V	W	X	Y	Z	AA	AB	AC	AD	AE	AF	AG	AH	AI	AJ	AK	AL
1		1	2	3	4	5	6	7	8	9	10	11	12	13	14	15	16	17	18	19	20	21	22	23	24	25	26	27	28	29	30	31	32	33	34	35	36	37
2	1º dia	1,22	1,13	1,2	0,6	1	1,1	0,7	1,1	0,8	1,5	1,3	1,2	1,1	0,6	1,2	1,4	0,8	0,9	0,2	1,1	0,2	0,9	1,6	1,4	1,4	1,7	1,5	1,4	0,8	1	0,3	1,9	0,4	1,4	1	0,9	0
3	2º dia	0,47	0,73	0,7	0,4	1,4	1,4	0,7	1,7	0,4	0,8	2	1,6	0,7	0	1,6	0,5	0,8	1,5	0,7	1,7	1,2	1,2	1	0	1,1	0	1	1,3	1,5	1,6	1,3	1,7	0,5	0,7	1,5	0,9	0,9
4	3º dia	1,03	2,22	0,7	1,1	0,8	1,5	0,8	1,7	0,6	1,1	1,5	0,2	0	0,3	0,7	1,1	2	1,2	1,1	0,8	0,6	1,2	1	0,8	1,3	1	1,2	0,9	0,2	1,2	0,9	2	1,2	1,5	1,2	0,5	2
5	=MÉDIA(B2:AL4)	1,36	0,9	0,7	1,1	1,3	0,8	1,5	0,6	1,1	1,6	1	0,6	0,3	1,2	1	1,2	1,2	0,7	1,2	0,7	1,1	1,2	0,8	1,3	0,9	1,2	1,2	0,8	1,3	0,9	1,9	0,7	1,2	1,2	0,8	1	

Figura 7.11 — segunda planilha

	A	B	C	D	E	F	G	H	I	J	K	L	M	N	O	P	Q	R	S	T	U	V	W	X	Y	Z	AA	AB	AC	AD	AE	AF	AG	AH	AI	AJ	AK	AL
1		1	2	3	4	5	6	7	8	9	10	11	12	13	14	15	16	17	18	19	20	21	22	23	24	25	26	27	28	29	30	31	32	33	34	35	36	37
2	1º dia	1,22	1,13	1,2	0,6	1	1,1	0,7	1,1	0,8	1,5	1,3	1,2	1,1	0,6	1,2	1,4	0,8	0,9	0,2	1,1	0,2	0,9	1,6	1,4	1,4	1,7	1,5	1,4	0,8	1	0,3	1,9	0,4	1,4	1	0,9	0
3	2º dia	0,47	0,73	0,7	0,4	1,4	1,4	0,7	1,7	0,4	0,8	2	1,6	0,7	0	1,6	0,5	0,8	1,5	0,7	1,7	1,2	1,2	1	0	1,1	0	1	1,3	1,5	1,6	1,3	1,7	0,5	0,7	1,5	0,9	0,9
4	3º dia	1,03	2,22	0,7	1,1	0,8	1,5	0,8	1,7	0,6	1,1	1,5	0,2	0	0,3	0,7	1,1	2	1,2	1,1	0,8	0,6	1,2	1	0,8	1,3	1	1,2	0,9	0,2	1,2	0,9	2	1,2	1,5	1,2	0,5	2
5	0,91	1,36	0,9	0,7	1,1	1,3	0,8	1,5	0,6	1,1	1,6	1	0,6	0,3	1,2	1	1,2	1,2	0,7	1,2	0,7	1,1	1,2	0,8	1,3	0,9	1,2	1,2	0,8	1,3	0,9	1,9	0,7	1,2	1,2	0,8	1	
6	M	1,03																																				
7	=DESVPAD(B5:AL5)																																					

Figura 7.11 Ilustração do cálculo da média geral (M) e do desvio padrão (DP).

A Equação 3 está reproduzida de outra forma na Equação 4, cuja utilização se justifica somente quando as referências alfanuméricas do Excel® forem utilizadas, em vez dos valores de M e RV. Para sua aplicação, selecione na planilha uma célula em branco na mesma coluna abaixo da média do indivíduo 1, calculada em passo anterior, e digite a Equação 5 sem aspas. Antes de finalizar o cálculo, é preciso que os valores constantes sejam fixados com "$", para que não sejam alterados quando forem "arrastados" para os demais indivíduos. O símbolo "$" deve ser digitado sem as aspas antes da letra da coluna e do número da linha, ou pode ser automaticamente introduzido pelo uso da tecla F4 antes das constantes (M e RV). Se a referência de uma célula é, por exemplo, B6, troca-se o B6 por B6. Observe os processos na Figura 7.12.

"=((referência da célula da média do indivíduo 1 – referência da célula do M ou valor de M)* referência da célula da RV ou valor de RV) + referência da célula do M ou valor de M)"   **Equação 4**

Se houve transformação da distribuição em seu *log* natural (passo 4), esse é o momento de trazer os valores de distribuição para sua escala original. Para isso é necessário utilizar a exponenciação, operação inversa ao *log*. Tal como foi explicitado anteriormente, abaixo da primeira célula com os valores ajustados, digite a fórmula "=EXP()" com a referência da primeira célula entre os parênteses. Por fim, arraste a fórmula até a última célula dos dados ajustados.

Passo 7 – Cálculo da prevalência da inadequação alimentar

A prevalência de inadequação alimentar de um nutriente é obtida pelo cálculo do valor de "z", cuja fórmula, descrita abaixo, utiliza os valores da EAR, de acordo com gênero, idade, estado fisiológico, assim como a média e o DP dos valores ajustados:

$$Z = \frac{EAR - \text{média da variável ajustada}}{\text{Desvio padrão da varável ajustada}}$$ **Equação 5**

Tabela superior

A	B (1)	C (2)	D (3)	E (4)	F (5)	G (6)	H (7)	I (8)	J (9)	K (10)	L (11)	M (12)	N (13)	O (14)	P (15)	Q (16)	R (17)	S (18)	T (19)	U (20)	V (21)	W (22)	X (23)	Y (24)	Z (25)	AA (26)	AB (27)	AC (28)	AD (29)	AE (30)	AF (31)	AG (32)	AH (33)	AI (34)	AJ (35)	AK (36)	AL (37)
1º dia	1,22	1,13	1,2	0,6	1	1,1	1	0,8	1	1,5	1,3	1,2	1,1	0,6	1,2	1,4	0,8	0,9	0,2	1,1	0,2	0,9	1,6	1,4	1,4	1,7	1,5	1,4	1	1,6	0,3	1,9	0,4	1,4	1	0,9	
2º dia	0,47	0,73	0,7	0,4	1,4	1,4	0,7	1,1	0,4	0,8	2	1,6	0,7	0	1,6	0,5	0,8	1,5	0,7	1,7	1,2	1,2	1,2	1,1	0	0,7	1	1,3	1,5	1,5	1,3	1,7	0,5	0,7	1,5	0,9	0,9
3º dia	1,03	2,22	0,7	1,1	0,8	1,5	0,7	1,7	0,6	1,1	1,2	0,2	0	0,3	0,7	1,1	2	1,2	1,1	0,8	0,6	1,2	1	0,8	1,3	1	1,2	0,9	0,2	1,2	0,9	2	1,2	1,5	1	0,5	2
M	0,91	1,36	0,9	0,7	1,1	1,3	0,8	1,2	0,7	1,1	1,5	1	0,6	0,3	1,2	1	1,2	1,2	0,7	1,2	0,7	1,1	1,2	1,1	0,9	1,1	1,2	1,2	0,8	1,3	0,9	1,9	0,7	1,2	1,2	0,8	1
	1,03																																				
DP	0,29																																				
RV	0,41																																				
=((B5-B56)*B58)+B56																																					

Tabela inferior

A	B (1)	C (2)	D (3)	E (4)	F (5)	G (6)	H (7)	I (8)	J (9)	K (10)	L (11)	M (12)	N (13)	O (14)	P (15)	Q (16)	R (17)	S (18)	T (19)	U (20)	V (21)	W (22)	X (23)	Y (24)	Z (25)	AA (26)	AB (27)	AC (28)	AD (29)	AE (30)	AF (31)	AG (32)	AH (33)	AI (34)	AJ (35)	AK (36)	AL (37)
1º dia	1,22	1,13	1,2	0,6	1	1,1	1	0,8	1	1,5	1,3	1,2	1,1	0,6	1,2	1,4	0,8	0,9	0,2	1,1	0,2	0,9	1,6	1,4	1,4	1,7	1,5	1,4	1	1,6	0,3	1,9	0,4	1,4	1	0,9	
2º dia	0,47	0,73	0,7	0,4	1,4	1,4	0,7	1,1	0,4	0,8	2	1,6	0,7	0	1,6	0,5	0,8	1,5	0,7	1,7	1,2	1,2	1,2	1,1	0	0,7	1	1,3	1,5	1,5	1,3	1,7	0,5	0,7	1,5	0,9	0,9
3º dia	1,03	2,22	0,7	1,1	0,8	1,5	0,7	1,7	0,6	1,1	1,2	0,2	0	0,3	0,7	1,1	2	1,2	1,1	0,8	0,6	1,2	1	0,8	1,3	1	1,2	0,9	0,2	1,2	0,9	2	1,2	1,5	1	0,5	2
M	0,91	1,36	0,9	0,7	1,1	1,3	0,8	1,2	0,7	1,1	1,5	1	0,6	0,3	1,2	1	1,2	1,2	0,7	1,2	0,7	1,1	1,2	1,1	0,9	1,1	1,2	1,2	0,8	1,3	0,9	1,9	0,7	1,2	1,2	0,8	1
	1,03																																				
DP	0,29																																				
RV	0,41																																				
IA	0,98	1,16	1	0,9	1	1,2	0,9	1,1	0,9	1,1	1,2	1	0,9	0,7	1,1	1	1,2	1,1	0,9	1,1	0,9	1,1	1,1	1,1	0,9	1,1	1,1	0,9	1	1,1	1	1,4	0,9	1,1	1,1	0,9	1

Figura 7.12 Operação para cálculo da Ingestão Ajustada (IA).

Para o cálculo da média dos valores ajustados, use "=MÉDIA()". Como mostra a Figura 7.13, digite a fórmula e, entre os parênteses, digite a referência da célula do valor ajustado do indivíduo 1, seguida de ":" (dois pontos) sem as aspas, mais a referência do valor ajustado do último indivíduo, e tecle "*enter*". Observe que o valor de M não se alterou com o ajuste.

Para o cálculo do DP dos valores ajustados use "=DESVPAD()". No Excel® 2010 use DESVPAD.N(). Digite a fórmula e, entre os parênteses, digite a referência da célula do valor ajustado do indivíduo 1, seguida de ":" (dois pontos) sem as aspas, mais a referência do valor ajustado do último indivíduo, e tecle "*enter*" (Figura 7.14). No Excel®, o numerador da Equação 5 deve ser colocado entre parênteses (Figura 7.15).

A partir do escore Z calculado, é possível obter a área sob a curva da distribuição que está à esquerda (em um gráfico de distribuição normal padrão) e, portanto, abaixo (quantitativamente) da EAR.

A fórmula do Excel® para o cálculo da probabilidade de inadequação, com base no "z", é "=DIST.NORMP(z)" sem as aspas, na qual "z" corresponde ao valor que foi conseguido no passo anterior. No Excel® 2010, use "=DISTNORMP()" sem aspas. Essa fórmula calcula a área da extrema esquerda da distribuição até o "z". O valor resultante da fórmula é a porcentagem da curva que está abaixo do ponto de corte; portanto, é a porcentagem da população que está em risco de inadequação. Veja o procedimento na Figura 7.16.

Outro procedimento, indicado por Beaton[10] e revisado por Carriquirry[18], dispensa o cálculo da prevalência de inadequação com base no Z. Os autores orientam a contagem do número de indivíduos que, depois do ajuste, estariam abaixo da EAR e a divisão subsequente pelo total de indivíduos, obtendo-se, assim, a prevalência de inadequação de consumo, conforme a Equação 6:

$$\text{Prevalência} = \frac{\text{número de indivíduos abaixo da EAR}}{\text{número total de indivíduos}} \times 100 \qquad \textbf{Equação 6}$$

Para contar os indivíduos que estão abaixo da EAR, digite a fórmula "=CONT.SE()" e, entre os parênteses, a referência da célula

	A	B	C	D	E	F	G	H	I	J	K	L	M	N	O	P	Q	R	S	T	U	V	W	X	Y	Z	AA	AB	AC	AD	AE	AF	AG	AH	AI	AJ	AK	AL
1		1	2	3	4	5	6	7	8	9	10	11	12	13	14	15	16	17	18	19	20	21	22	23	24	25	26	27	28	29	30	31	32	33	34	35	36	37
2	1º dia	1,22	1,13	1,2	0,6	1	1,1	1	0,8	1	1,5	1,3	1,2	1,1	0,6	1,2	1,4	0,8	0,9	0,2	1,1	0,2	0,9	1,6	1,4	1,4	1,7	1,5	1,4	0,8	1	0,3	1,9	0,4	1,4	1	0,9	0,9
3	2º dia	0,47	0,73	0,7	0,4	1,4	1,4	0,7	1,1	0,4	0,8	2	1,6	0,7	0	1,6	0,5	0,8	1,5	0,7	1,7	1,2	1,2	1,2	1,1	0	0,7	1	1,3	1,5	1,6	1,3	1,7	0,5	0,7	1,5	0,9	0
4	3º dia	1,03	2,22	0,7	1,1	0,8	1,5	0,7	1,7	0,6	1,1	1,2	0,2	0	0,3	0,7	1,1	2	1,2	1,1	0,8	0,6	1,2	1	0,8	1,3	1	1,2	0,9	0,2	1,2	0,9	2	1,2	1,5	1	0,5	2
5		0,91	1,36	0,9	0,7	1,1	1,3	0,8	1,2	0,7	1,1	1,5	1	0,6	0,3	1,2	1	1,2	1,2	0,7	1,2	0,7	1,1	1,2	1,1	0,9	1,1	1,2	1,2	0,8	1,3	0,9	1,9	0,7	1,2	1,2	0,8	1
6	M	1,03																																					
7	DP	0,29																																					
8	RV	0,41																																					
9	IA	0,98	1,16	1	0,9	1	1,2	0,9	1,1	1,1	0,9	1,1	1,2	1	0,9	0,7	1,1	1	1,1	1,1	0,9	1,1	0,9	1,1	1,1	1,1	1	1,1	1,1	1,1	0,9	1,1	1	1,4	0,9	1,1	1,1	0,9	1
10	=MÉDIA(B9:AL9)																																						

	A	B	C	D	E	F	G	H	I	J	K	L	M	N	O	P	Q	R	S	T	U	V	W	X	Y	Z	AA	AB	AC	AD	AE	AF	AG	AH	AI	AJ	AK	AL
1		1	2	3	4	5	6	7	8	9	10	11	12	13	14	15	16	17	18	19	20	21	22	23	24	25	26	27	28	29	30	31	32	33	34	35	36	37
2	1º dia	1,22	1,13	1,2	0,6	1	1,1	1	0,8	1	1,5	1,3	1,2	1,1	0,6	1,2	1,4	0,8	0,9	0,2	1,1	0,2	0,9	1,6	1,4	1,4	1,7	1,5	1,4	0,8	1	0,3	1,9	0,4	1,4	1	0,9	0,9
3	2º dia	0,47	0,73	0,7	0,4	1,4	1,4	0,7	1,1	0,4	0,8	2	1,6	0,7	0	1,6	0,5	0,8	1,5	0,7	1,7	1,2	1,2	1,2	1,1	0	0,7	1	1,3	1,5	1,6	1,3	1,7	0,5	0,7	1,5	0,9	0
4	3º dia	1,03	2,22	0,7	1,1	0,8	1,5	0,7	1,7	0,6	1,1	1,2	0,2	0	0,3	0,7	1,1	2	1,2	1,1	0,8	0,6	1,2	1	0,8	1,3	1	1,2	0,9	0,2	1,2	0,9	2	1,2	1,5	1	0,5	2
5		0,91	1,36	0,9	0,7	1,1	1,3	0,8	1,2	0,7	1,1	1,5	1	0,6	0,3	1,2	1	1,2	1,2	0,7	1,2	0,7	1,1	1,2	1,1	0,9	1,1	1,2	1,2	0,8	1,3	0,9	1,9	0,7	1,2	1,2	0,8	1
6	M	1,03																																					
7	DP	0,29																																					
8	RV	0,41																																					
9	IA	0,98	1,16	1	0,9	1	1,2	0,9	1,1	1,1	0,9	1,1	1,2	1	0,9	0,7	1,1	1	1,1	1,1	0,9	1,1	0,9	1,1	1,1	1,1	1	1,1	1,1	1,1	0,9	1,1	1	1,4	0,9	1,1	1,1	0,9	1
10	MIA	1,03																																						

Figura 7.13 Cálculo da Média de Ingestão Ajustada (MIA).

◢ A	B	C	D	E	F	G	H	I	J	K	L	M	N	O	P	Q	R	S	T	U	V	W	X	Y	Z	AA	AB	AC	AD	AE	AF	AG	AH	AI	AJ	AK	AL
1	1	2	3	4	5	6	7	8	9	10	11	12	13	14	15	16	17	18	19	20	21	22	23	24	25	26	27	28	29	30	31	32	33	34	35	36	37
2 1º dia	1,22	1,13	1,2	0,6	1	1,1	1	0,8	1	1,5	1,3	1,2	1,1	0,6	1,2	1,4	0,8	0,9	0,2	1,1	0,2	0,9	1,6	1,4	1,4	1,7	1,5	1,4	0,8	1	0,3	1,9	0,4	1,4	1	0,9	0
3 2º dia	0,47	0,73	0,7	0,4	1,4	1,4	0,7	1,1	0,4	0,8	2	1,6	0,7	0	1,6	0,5	0,8	1,5	0,7	1,7	1,2	1,2	1,2	1,1	0	0,7	1	1,3	1,5	1,6	1,3	1,7	0,5	0,7	1,5	0,9	0,9
4 3º dia	1,03	2,22	0,7	1,1	0,8	1,5	0,7	1,7	0,6	1,1	1,2	0,2	0	0,3	0,7	1,1	2	1,2	1,1	0,8	0,6	1,2	1	0,8	1,3	1	1,2	0,9	0,2	1,2	0,9	2	1,2	1,5	1	0,5	2
5	0,91	1,36	0,9	0,7	1,1	1,3	0,8	1,2	0,7	1,1	1,5	1	0,6	0,3	1,2	1	1,2	1,2	0,7	1,2	0,7	1,1	1,2	1,1	0,9	1,1	1,2	1,2	0,8	1,3	0,9	1,9	0,7	1,2	1,2	0,8	1
6 M	1,03																																				
7 DP	0,29																																				
8 RV	0,41																																				
9 IA	0,98	1,16	1	0,9	1	1,2	0,9	1,1	0,9	1,1	1,2	1	0,9	0,7	1,1	1	1,1	1,1	0,9	1,1	0,9	1,1	1,1	1,1	1	1,1	1,1	1,1	0,9	1,1	1	1,4	0,9	1,1	1,1	0,9	1
10 MIA	1,03																																				
11 =DESVPAD(B9:AL9)																																					

Figura 7.14 Cálculo de Desvio Padrão da Ingestão Ajustada (DPIA).

▲	A	B	C	D	E	F	G	H	I	J	K	L	M	N	O	P	Q	R	S	T	U	V	W	X	Y	Z	AA	AB	AC	AD	AE	AF	AG	AH	AI	AJ	AK	AL
1		1	2	3	4	5	6	7	8	9	10	11	12	13	14	15	16	17	18	19	20	21	22	23	24	25	26	27	28	29	30	31	32	33	34	35	36	37
2	1º dia	1,22	1,13	1,2	0,6	1	1,1	1	0,8	1	1,5	1,3	1,2	1,1	0,6	1,2	1,4	0,8	0,9	0,2	1,1	0,2	0,9	1,6	1,4	1,4	1,7	1,5	1,4	0,8	1	0,3	1,9	0,4	1,4	1	0,9	0
3	2º dia	0,47	0,73	0,7	0,4	1,4	1,4	0,7	1,1	0,4	0,8	2	1,6	0,7	0	1,6	0,5	0,8	1,5	0,7	1,7	1,2	1,2	1,2	1,1	0	0,7	1	1,3	1,5	1,6	1,3	1,7	0,5	0,7	1,5	0,9	0,9
4	3º dia	1,03	2,22	0,7	1,1	0,8	1,5	0,7	1,7	0,6	1,1	1,2	0,2	0	0,3	0,7	1,1	2	1,2	1,1	0,8	0,6	1,2	1	0,8	1,3	1	1,2	0,9	0,2	1,2	0,9	2	1,2	1,5	1	0,5	2
5		0,91	1,36	0,9	0,7	1,1	1,3	0,8	1,2	0,7	1,1	1,5	1	0,6	0,3	1,2	1	1,2	1,2	0,7	1,2	0,7	1,1	1,2	1,1	0,9	1,1	1,2	1,2	0,8	1,3	0,9	1,9	0,7	1,2	1,2	0,8	1
6	M	1,03																																				
7	DP	0,29																																				
8	RV	0,41																																				
9	IA	0,98	1,16	1	0,9	1	1,2	0,9	1,1	0,9	1,1	1,2	1	0,9	0,7	1,1	1	1,1	1,1	0,9	1,1	0,9	1,1	1,1	1,1	1	1,1	1,1	1,1	0,9	1,1	1	1,4	0,9	1,1	1,1	0,9	1
10	MIA	1,03																																				
11	DPIA	0,12																																				
12	EAR	1																																				
13		=(B12-B10)/B11																																				

▲	A	B	C	D	E	F	G	H	I	J	K	L	M	N	O	P	Q	R	S	T	U	V	W	X	Y	Z	AA	AB	AC	AD	AE	AF	AG	AH	AI	AJ	AK	AL
1		1	2	3	4	5	6	7	8	9	10	11	12	13	14	15	16	17	18	19	20	21	22	23	24	25	26	27	28	29	30	31	32	33	34	35	36	37
2	1º dia	1,22	1,13	1,2	0,6	1	1,1	1	0,8	1	1,5	1,3	1,2	1,1	0,6	1,2	1,4	0,8	0,9	0,2	1,1	0,2	0,9	1,6	1,4	1,4	1,7	1,5	1,4	0,8	1	0,3	1,9	0,4	1,4	1	0,9	0
3	2º dia	0,47	0,73	0,7	0,4	1,4	1,4	0,7	1,1	0,4	0,8	2	1,6	0,7	0	1,6	0,5	0,8	1,5	0,7	1,7	1,2	1,2	1,2	1,1	0	0,7	1	1,3	1,5	1,6	1,3	1,7	0,5	0,7	1,5	0,9	0,9
4	3º dia	1,03	2,22	0,7	1,1	0,8	1,5	0,7	1,7	0,6	1,1	1,2	0,2	0	0,3	0,7	1,1	2	1,2	1,1	0,8	0,6	1,2	1	0,8	1,3	1	1,2	0,9	0,2	1,2	0,9	2	1,2	1,5	1	0,5	2
5		0,91	1,36	0,9	0,7	1,1	1,3	0,8	1,2	0,7	1,1	1,5	1	0,6	0,3	1,2	1	1,2	1,2	0,7	1,2	0,7	1,1	1,2	1,1	0,9	1,1	1,2	1,2	0,8	1,3	0,9	1,9	0,7	1,2	1,2	0,8	1
6	M	1,03																																				
7	DP	0,29																																				
8	RV	0,41																																				
9	IA	0,98	1,16	1	0,9	1	1,2	0,9	1,1	0,9	1,1	1,2	1	0,9	0,7	1,1	1	1,1	1,1	0,9	1,1	0,9	1,1	1,1	1,1	1	1,1	1,1	1,1	0,9	1,1	1	1,4	0,9	1,1	1,1	0,9	1
10	MIA	1,03																																				
11	DPIA	0,12																																				
12	EAR	1																																				
13	Z	-0,2																																				

Figura 7.15 Cálculo do valor de "z".

Tabela 1 (planilha com fórmula sendo digitada):

	1	2	3	4	5	6	7	8	9	10	11	12	13	14	15	16	17	18	19	20	21	22	23	24	25	26	27	28	29	30	31	32	33	34	35	36	37
1º dia	1,22	1,13	1,2	0,6	1	1,1	1	0,8	1	1,5	1,3	1,2	1,1	0,6	1,2	1,4	0,8	0,9	0,2	1,1	0,2	0,9	1,6	1,4	1,4	1,7	1,5	1,4	0,8	1	0,3	1,9	0,4	1,4	1	0,9	0
2º dia	0,47	0,73	0,7	0,4	1,4	1,4	0,7	1,1	0,4	0,8	2	1,6	0,7	0	1,6	0,5	0,8	1,5	0,7	1,7	1,2	1,2	1,2	1,1	0	0,7	1	1,3	1,5	1,6	1,3	1,7	0,5	0,7	1,5	0,9	0,9
3º dia	1,03	2,22	0,7	1,1	0,8	1,5	0,7	1,7	0,6	1,1	1,5	0,2	0,3	0,3	0,7	1,1	2	1,2	1,1	0,8	0,6	1,2	1	0,8	1,3	1	1,2	0,9	0,2	1,2	0,9	2	1,2	1,5	1,2	0,5	2
M	0,91	1,36	0,9	0,7	1,1	1,3	0,8	1,2	0,7	1,1	1,5	1	0,6	0,3	1,2	1	1,2	1,2	0,7	1,2	0,7	1,1	1,2	0,9	0,9	1,1	1,2	1,2	0,8	1,3	0,9	1,9	0,7	1,2	1,2	0,8	1
DP	1,03																																				
RV	0,29																																				
	0,41																																				
IA	0,98			1	1			1,1		1,1	1,2	1	0,9	0,7	1,1	1	1,1	1,1	0,9	1,1	0,9	1,1	1,1	1,1	1	1,1	1,1	1,1	0,9	1,1	1	1,4	0,9	1,1	1,1	0,9	1
MIA	1,03																																				
DPIA	0,12																																				
EAR	1																																				
Z	-0,2																																				
	=DISTNORMP(B13)																																				

Tabela 2 (mesma planilha com o resultado):

	1	2	3	4	5	6	7	8	9	10	11	12	13	14	15	16	17	18	19	20	21	22	23	24	25	26	27	28	29	30	31	32	33	34	35	36	37
1º dia	1,22	1,13	1,2	0,6	1	1,1	1	0,8	1	1,5	1,3	1,2	1,1	0,6	1,2	1,4	0,8	0,9	0,2	1,1	0,2	0,9	1,6	1,4	1,4	1,7	1,5	1,4	0,8	1	0,3	1,9	0,4	1,4	1	0,9	0
2º dia	0,47	0,73	0,7	0,4	1,4	1,4	0,7	1,1	0,4	0,8	2	1,6	0,7	0	1,6	0,5	0,8	1,5	0,7	1,7	1,2	1,2	1,2	1,1	0	0,7	1	1,3	1,5	1,6	1,3	1,7	0,5	0,7	1,5	0,9	0,9
3º dia	1,03	2,22	0,7	1,1	0,8	1,5	0,7	1,7	0,6	1,1	1,5	0,2	0,3	0,3	0,7	1,1	2	1,2	1,1	0,8	0,6	1,2	1	0,8	1,3	1	1,2	0,9	0,2	1,2	0,9	2	1,2	1,5	1,2	0,5	2
M	0,91	1,36	0,9	0,7	1,1	1,3	0,8	1,2	0,7	1,1	1,5	1	0,6	0,3	1,2	1	1,2	1,2	0,7	1,2	0,7	1,1	1,2	0,9	0,9	1,1	1,2	1,2	0,8	1,3	0,9	1,9	0,7	1,2	1,2	0,8	1
DP	1,03																																				
RV	0,29																																				
	0,41																																				
IA	0,98			1	1			1,1		1,1	1,2	1	0,9	0,7	1,1	1	1,1	1,1	0,9	1,1	0,9	1,1	1,1	1,1	1	1,1	1,1	1,1	0,9	1,1	1	1,4	0,9	1,1	1,1	0,9	1
MIA	1,03																																				
DPIA	0,12																																				
EAR	1																																				
Z	-0,2																																				
p	0,4																																				

Figura 7.16 Cálculo da probabilidade de inadequação (p) segundo valor de "z".

do valor ajustado do indivíduo 1, seguida de ":" (dois pontos) sem as aspas, mais a referência do valor ajustado do último indivíduo. Em seguida, tecle ";" (ponto e vírgula) sem as aspas, abra aspas, digite o sinal "<", seguido do valor da EAR, e feche as aspas e os parênteses. Visualize o cálculo da Equação 6 na Figura 7.17.

Como pode ser observado, essa fórmula contém duas variáveis: a primeira é o período em que estão os dados e a segunda é o critério para decidir quais células dentro do período serão contadas. Por exemplo, se o período fosse linha 9, coluna B até a AL e a EAR fosse 1mg, a fórmula seria "=CONT.SE(B9:AL9;"<1")", sem as aspas externas.

Passo 8 – Salvando como planilha habilitada para macros

Para salvar seu documento de modo a preservar a macro Normalidade, clique no botão *Office* (ou tecle ALT + A), clique em "Salvar como" e depois em "Pasta de trabalho habilitada para macro do Excel®" ou clique em F12 e na janela "Salvar como", clique na caixa de listagem "Salvar como tipo" e selecione "Pasta de Trabalho Habilitada para Macro do Excel". Veja a Figura 7.18.

Quando abrir o arquivo pela segunda vez, será necessário habilitar as macros. Ao abrir o arquivo, observe uma barra logo abaixo da *ribbon* (a nova faixa de opções que substitui o *menu* tradicional do *Microsoft Office®*). Nessa barra aparecerá um escudo de cor laranja e ao lado os dizeres "**Aviso de Segurança** As macros foram desabilitadas". Clique no botão "Habilitar Conteúdo" (Figura 7.19). No Excel® 2007, junto ao aviso de segurança, haverá um botão "Opções...". Clique no botão e selecione "Habilitar este conteúdo" e, em seguida, no botão "OK".

Há, porém, uma ressalva: o *Microsoft Office®* só executará as macros se o computador tiver um antivírus instalado. Por outro lado, o *Office®* não reconhece alguns antivírus. Uma saída não muito prática consiste em trocar o antivírus não reconhecido. Outra alternativa consiste em colar a macro e sempre que for necessário utilizar o teste de normalidade.

A resposta da análise proposta com os dados do Apêndice 1 é p = 0,40 ou 40% de prevalência de inadequação, pelo cálculo do Z. Pela contagem de quantos estão abaixo do valor da EAR, a resposta é 37,8%.

	1	2	3	4	5	6	7	8	9	10	11	12	13	14	15	16	17	18	19	20	21	22	23	24	25	26	27	28	29	30	31	32	33	34	35	36	37
1º dia	1,22	1,13	1,2	0,6	1	1,1	1	0,8	1	1,5	1,3	1,2	1,1	0,6	1,2	1,4	0,8	0,9	0,2	1,1	0,2	0,9	1,6	1,4	1,4	1,7	1,5	1,4	0,8	1	0,3	1,9	0,4	1,4	1	0,9	0
2º dia	0,47	0,73	0,7	0,4	1,4	1,4	0,7	1,1	0,4	0,8	2	1,6	0,7	0	1,6	0,5	0,8	1,5	0,7	1,7	1,2	1,2	1,2	1,1	0	0,7	1	1,3	1,5	1,6	1,3	1,7	0,5	0,7	1,5	0,9	0,9
3º dia	1,03	2,22	0,7	1,1	0,8	1,5	0,7	1,7	0,6	1,1	1,2	0,2	0	0,3	0,7	1,1	2	1,2	1,1	0,8	0,6	1,2	1	0,8	1,3	1	1,2	0,9	0,2	1,2	0,9	2	1,2	1,5	1	0,5	2
	0,91	1,36	0,9	0,7	1,1	1,3	0,8	1,2	0,7	1,1	1,5	1	0,6	0,3	1,2	1	1,2	1,2	0,7	1,2	0,7	1,1	1,2	1,1	0,9	1,1	1,2	1,2	0,8	1,3	0,9	1,9	0,7	1,2	1,2	0,8	1
M	1,03																																				
DP	0,29																																				
RV	0,41																																				
IA	0,98	1,16	1	0,9	1	1,2	0,9	1,1	0,9	1,1	1,2	1	0,9	0,7	1,1	1	1,1	1,1	0,9	1,1	0,9	1,1	1,1	1,1	1	1,1	1,1	1,1	0,9	1,1	1	1,4	0,9	1,1	1,1	0,9	1
MIA	1,03																																				
DPIA	0,12																																				
EAR	1																																				
=CONT.SE(B9:AL9;"<1")																																					

	1	2	3	4	5	6	7	8	9	10	11	12	13	14	15	16	17	18	19	20	21	22	23	24	25	26	27	28	29	30	31	32	33	34	35	36	37
1º dia	1,22	1,13	1,2	0,6	1	1,1	1	0,8	1	1,5	1,3	1,2	1,1	0,6	1,2	1,4	0,8	0,9	0,2	1,1	0,2	0,9	1,6	1,4	1,4	1,7	1,5	1,4	0,8	1	0,3	1,9	0,4	1,4	1	0,9	0
2º dia	0,47	0,73	0,7	0,4	1,4	1,4	0,7	1,1	0,4	0,8	2	1,6	0,7	0	1,6	0,5	0,8	1,5	0,7	1,7	1,2	1,2	1,2	1,1	0	0,7	1	1,3	1,5	1,6	1,3	1,7	0,5	0,7	1,5	0,9	0,9
3º dia	1,03	2,22	0,7	1,1	0,8	1,5	0,7	1,7	0,6	1,1	1,2	0,2	0	0,3	0,7	1,1	2	1,2	1,1	0,8	0,6	1,2	1	0,8	1,3	1	1,2	0,9	0,2	1,2	0,9	2	1,2	1,5	1	0,5	2
	0,91	1,36	0,9	0,7	1,1	1,3	0,8	1,2	0,7	1,1	1,5	1	0,6	0,3	1,2	1	1,2	1,2	0,7	1,2	0,7	1,1	1,2	1,1	0,9	1,1	1,2	1,2	0,8	1,3	0,9	1,9	0,7	1,2	1,2	0,8	1
M	1,03																																				
DP	0,29																																				
RV	0,41																																				
IA	0,98	1,16	1	0,9	1	1,2	0,9	1,1	0,9	1,1	1,2	1	0,9	0,7	1,1	1	1,1	1,1	0,9	1,1	0,9	1,1	1,1	1,1	1	1,1	1,1	1,1	0,9	1,1	1	1,4	0,9	1,1	1,1	0,9	1
MIA	1,03																																				
DPIA	0,12																																				
EAR	1																																				
=(CONT.SE(B9:AL9;"<1")/37)*100																																					

	1	2	3	4	5	6	7	8	9	10	11	12	13	14	15	16	17	18	19	20	21	22	23	24	25	26	27	28	29	30	31	32	33	34	35	36	37
1º dia	1,22	1,13	1,2	0,6	1	1,1	1	0,8	1	1,5	1,3	1,2	1,1	0,6	1,2	1,4	0,8	0,9	0,2	1,1	0,2	0,9	1,6	1,4	1,4	1,7	1,5	1,4	0,8	1	0,3	1,9	0,4	1,4	1	0,9	0
2º dia	0,47	0,73	0,7	0,4	1,4	1,4	0,7	1,1	0,4	0,8	2	1,6	0,7	0	1,6	0,5	0,8	1,5	0,7	1,7	1,2	1,2	1,2	1,1	0	0,7	1	1,3	1,5	1,6	1,3	1,7	0,5	0,7	1,5	0,9	0,9
3º dia	1,03	2,22	0,7	1,1	0,8	1,5	0,7	1,7	0,6	1,1	1,2	0,2	0	0,3	0,7	1,1	2	1,2	1,1	0,8	0,6	1,2	1	0,8	1,3	1	1,2	0,9	0,2	1,2	0,9	2	1,2	1,5	1	0,5	2
	0,91	1,36	0,9	0,7	1,1	1,3	0,8	1,2	0,7	1,1	1,5	1	0,6	0,3	1,2	1	1,2	1,2	0,7	1,2	0,7	1,1	1,2	1,1	0,9	1,1	1,2	1,2	0,8	1,3	0,9	1,9	0,7	1,2	1,2	0,8	1
M	1,03																																				
DP	0,29																																				
RV	0,41																																				
IA	0,98	1,16	1	0,9	1	1,2	0,9	1,1	0,9	1,1	1,2	1	0,9	0,7	1,1	1	1,1	1,1	0,9	1,1	0,9	1,1	1,1	1,1	1	1,1	1,1	1,1	0,9	1,1	1	1,4	0,9	1,1	1,1	0,9	1
MIA	1,03																																				
DPIA	0,12																																				
EAR	1																																				
Preval.	37,8																																				

Figura 7.17 Ilustração da prevalência de inadequação de consumo.

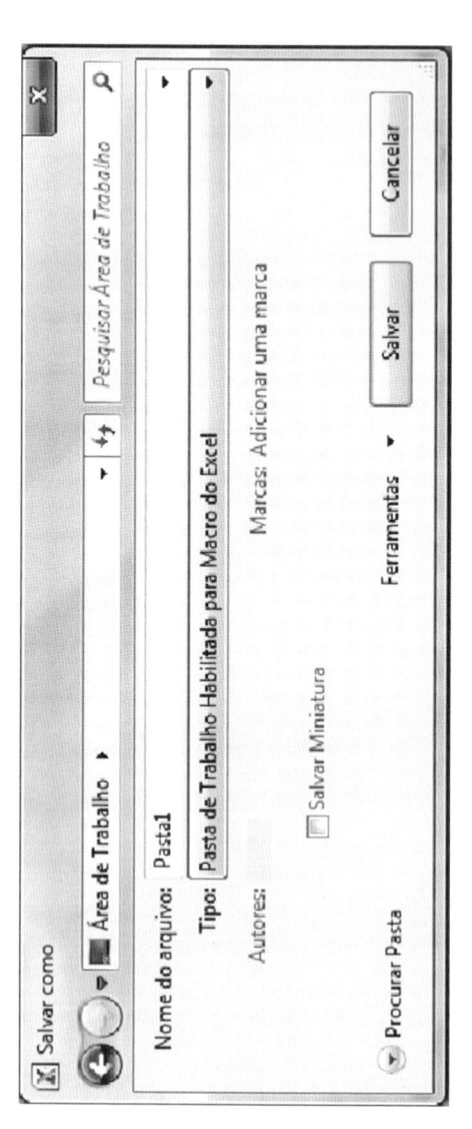

Figura 7.18 Salvar planilha com habilitação de macro.

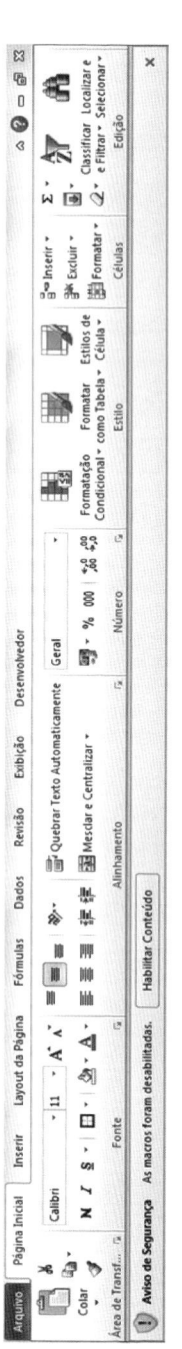

Figura 7.19 Habilitar as macros desabilitadas.

Apêndice 1

Dados Hipotéticos de Ingestão de Tiamina

Indivíduos	Ingestão dia 1	Ingestão dia 2	Ingestão dia 3
1	1,22	0,47	1,03
2	1,13	0,73	2,22
3	1,21	0,74	0,72
4	0,59	0,35	1,08
5	0,98	1,4	0,8
6	1,06	1,4	1,52
7	1,03	0,72	0,71
8	0,78	1,09	1,72
9	1,02	0,44	0,56
10	1,52	0,78	1,08
11	1,34	2,03	1,19
12	1,24	1,59	0,17
13	1,12	0,73	0,01
14	0,56	0,02	0,27
15	1,16	1,62	0,67
16	1,39	0,53	1,13
17	0,79	0,78	2
18	0,87	1,46	1,22

(continua)

Indivíduos	Ingestão dia 1	Ingestão dia 2	Ingestão dia 3
19	0,23	0,74	1,06
20	1,14	1,7	0,81
21	0,17	1,19	0,64
22	0,86	1,22	1,24
23	1,55	1,17	0,97
24	1,41	1,1	0,84
25	1,42	0	1,33
26	1,68	0,69	1
27	1,49	1	1,18
28	1,42	1,28	0,94
29	0,76	1,49	0,19
30	0,99	1,58	1,2
31	0,31	1,34	0,93
32	1,91	1,66	2
33	0,39	0,51	1,2
34	1,42	0,67	1,5
35	1,04	1,48	1,02
36	0,85	0,9	0,53
37	0,02	0,88	2,01

Apêndice 2

Organograma do Passo a Passo de Análise do Consumo Alimentar de Grupos Populacionais

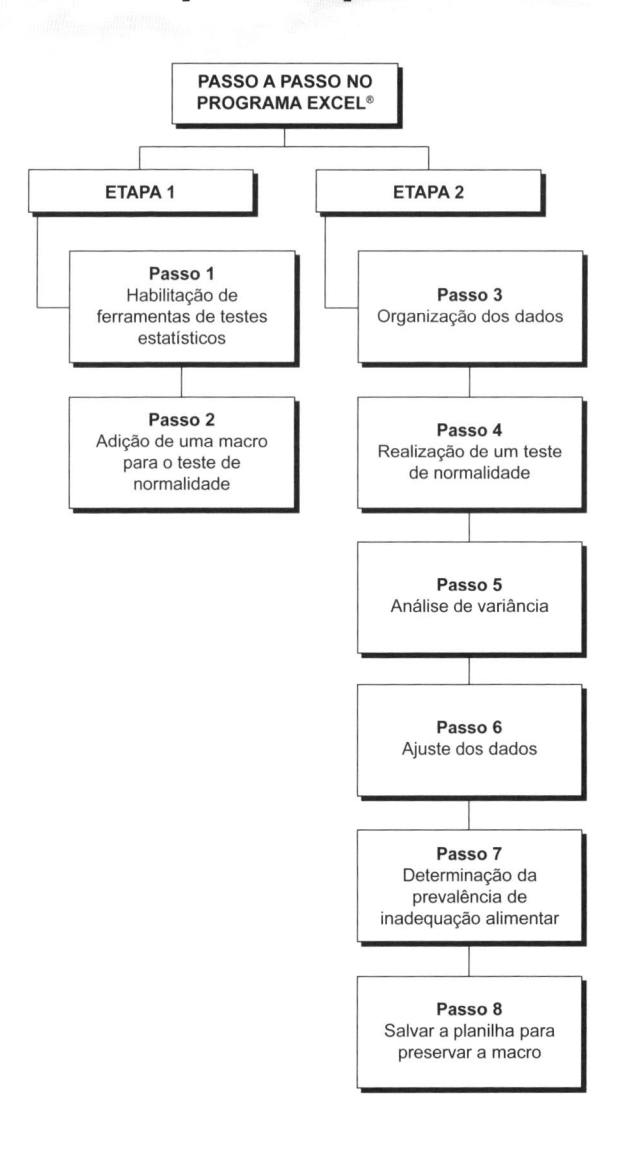

```
Option Explicit
Option Base 1
Subnormalidade()

If Selection.Cells.Count = 1 Then
MsgBox "você precisa selecionar mais que uma célula"
End
Else
Dim n As Integer
n = Selection.Cells.Count
Dim contador As Integer
contador = n
Dim amostra() As Double
ReDim amostra(n)

'obtém média e desvio padrão da amostra
Dim média As Double
Dim DP As Double
média = Application.WorksheetFunction.Average(Selection.Cells)
DP = Application.WorksheetFunction.StDev(Selection.Cells)

seleciona a amostra, organiza do menor para o maior, transforma em
    normal reduzida, armazena em amostra ().
Dim × As Variant
contador = n
```

```
For Each × In Selection.Cells
amostra(contador) = Application.WorksheetFunction.
   Small(Selection.Cells, contador)
amostra(contador) = (amostra(contador) –média) / DP
   contador = contador –1
Next

'obtém a distribuição cumulativa empírica
Dim contador_2 As Integer
contador_2 = n + 1
Dim Dist_emp() As Double
ReDim Dist_emp(n + 1)
Dist_emp(1) = 0
Do While contador_2 > 0
Dist_emp(contador_2) = ((contador_2 –1) / n)
contador_2 = contador_2 –1
Loop

'obtém a distribuição cumulativa teórica
Dim Dis_teo() As Double
ReDim Dis_teo(n)
Dim contador_3 As Integer
contador_3 = n
Do While contador_3 > 0
Dis_teo(contador_3)= _
Application.WorksheetFunction.NormSDist(amostra(contador_3))
contador_3 = contador_3 –1
Loop
'obtém a maior diferença absoluta
Dim Maior_dif() As Double
ReDim Maior_dif(2 * n)
contador_3 = n
Do While contador_3 > 0
Maior_dif(contador_3) = Dist_emp(contador_3) –Dis_teo(contador_3)
```

```
contador_3 = contador_3 –1
Loop
contador_3 = 2 * n
contador = n
Do While contador_3 > n
Maior_dif(contador_3) = Dist_emp(contador + 1) –Dis_
    teo(contador)
contador_3 = contador_3 –1
contador = contador –1
Loop

'torna todos os valores positivos
contador = 2 * n
Do While contador > 0
If Maior_dif(contador) < 0 Then
Maior_dif(contador) = Maior_dif(contador) * (-1)
End If
contador = contador –1
Loop

'seleciona a maior diferença
Dim MDA As Double
Dim p As Double
Dim Q As Double
Dim Z As Double
MDA = Application.WorksheetFunction.Large(Maior_dif(), 1)
Z = (Sqr(n) * MDA)
Select Case Sqr(n) * MDA
    Case Is < 0.27
        p = 1
    Case 0.27, Is < 1
        Q = Exp(-1.233701 * Z ^ -2)
        p = 1 –(2.506628 / Z) * (Q + (Q ^ 9) + (Q ^ 25))
```

```
Case 1, 3.1
    Q = Exp(-2 * Z ^ 2)
    p = 2 * (Q –Q ^ 4 + Q ^ 9 –Q ^ 16)
Case Is >= 3.1
    p = 0
End Select
If p > 0.05 Then
MsgBox ("-> Média = " & média & Chr(13) _
& "-> Desvio padrão = " & DP & Chr(13) _
& "-> Maior diferença = " & (MDA) & Chr(13) _
& "-> Escore z = " & Sqr(n) * MDA & Chr(13) _
& "-> Valor de p = " & p & Chr(13) _
& "A distribuição é normal com alfa < 0,05")
Else
MsgBox ("-> Média = " & média & Chr(13) _
& "-> Desvio padrão = " & DP & Chr(13) _
& "-> Maior diferença = " & (MDA) & Chr(13) _
& "-> Escore z = " & Sqr(n) * MDA & Chr(13) _
& "-> Valor de p = " & p & Chr(13) _
& "A distribuição Não é normal com alfa < 0,05")

End If
End If
End Sub
```

REFERÊNCIAS

1. BEATON, G.H. Criteria of an adequate diet. In: SHILS R.E., OLSON, J.A.; SHIKE, M. editores. *Modern Nutrition in Health and Disease*. 8. ed. Philadelphia: Lea & Febiger, 1994.

2. NATIONAL RESEARCH COUNCIL (NRC). *Nutrient Adequacy: Assessment: Using Food Consumption Surveys*. Washington, DC: National Academy Press, 1986.

3. CARRIQUIRY A. Assessing the prevalence of nutrient inadequacy. *Public Health Nutr*, n. 2, p. 23-33, 1999.

4. INSTITUTE OF MEDICINE. *Dietary Reference Intakes (DRI): Applications in Dietary Assessment*. Washington: National Academies Press; 2000a.

5. _____. *Dietary Reference Intakes for Vitamin C, Vitamin E, Selenium, and Carotenoids*. Washington, DC: National Academies Press, 2000b.

6. _____. *Dietary Reference Intakes for Thiamin, Riboflavin, Niacin, Vitamin B6, Folate, Vitamin B12, Pantothenic Acid, Biotin, and Choline*. Washington, DC: National Academies Press, 1998.

7. _____. *Dietary Reference Intakes for Calcium, Phosphorus, Magnesium, Vitamin D, and Fluoride*. Washington, DC: National Academies Press, 1997.

8. SLATER, B.; MARCHIONI, D.L., FISBERG, R.M. Estimando a prevalência da ingestão inadequada de nutrientes. *Rev Saúde Pública*. V. 38, n. 4, p.599-605. 2004.

9. FISBERG, R.M.; MARCHIONI, D.M.L.; SLATER, B. Recomendações nutricionais. *In:* FISBERG, R.M.; SLATER, B,; MARCHIONI, DML., *et al*. *Inquéritos Alimentares: Métodos e Bases Científicas*. Barueri: Manole, 2005.

Índice Remissivo